通识教育·心理健康

TONGSHI JIAOYU XINLI JIANGKANG

主　审　张晋碚

主　编　关念红

副主编　王相兰　郑俩荣

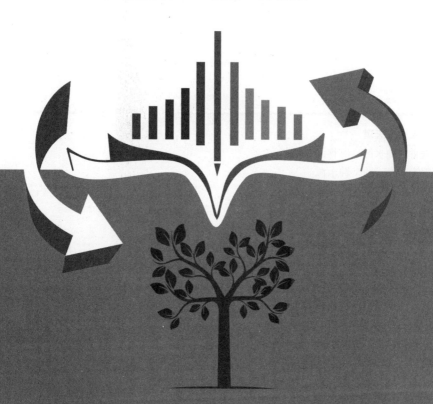

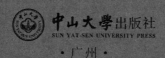

中山大学出版社
SUN YAT-SEN UNIVERSITY PRESS

·广州·

图书在版编目（CIP）数据

通识教育·心理健康/关念红主编；王相兰，郑俩荣副主编．—广州：中山大学出版社，2020.7

ISBN 978－7－306－06863－7

Ⅰ.①通… Ⅱ.①关… ②王… ③郑… Ⅲ.①心理健康—健康教育—职业培训—教材 Ⅳ.①R395.6

中国版本图书馆 CIP 数据核字（2020）第 060508 号

出 版 人：王天琪
策划编辑：钟永源　何雅涛
责任编辑：徐　劲　钟永源
封面设计：曾　斌
责任校对：王　燕
责任技编：何雅涛　缪永文
出版发行：中山大学出版社
电　　话：编辑部 020－84110283，84111997，84110779，84113349
　　　　　发行部 020－84111998，84111981，84111160
地　　址：广州市新港西路 135 号
邮　　编：510275　　　　传　　真：020－84036565
网　　址：http://www.zsup.com.cn　E-mail：zdcbs@mail.sysu.edu.cn
印 刷 者：佛山市浩文彩色印刷有限公司
规　　格：787mm×1092mm　1/16　10.75 印张　300 千字
版次印次：2020 年 7 月第 1 版　2020 年 7 月第 1 次印刷
定　　价：45.00 元

编 委 会

主　审：张晋碚

主　编：关念红

副主编：王相兰　郑俩荣

编　者（按姓名汉语拼音排序）

关念红　梁文靖　王相兰　吴秀华

夏晓伟　杨伟锐　张　明　张桂灿

张雅琦　郑俩荣　朱　麒

美　编：佛山动漫学堂漫画强

主编简介

关念红，中山大学附属第三医院精神科主任医师，博士研究生导师。现任中山大学附属第三医院精神心理科科主任、中山大学精神医学教研室主任、广东省医师协会精神科分会副主委、广东省医学会精神科分会副主委、广东省健康管理学会心身医学专业委员会副主委、广东省医学会精神科分会联络会诊学组组长、广东省心理卫生协会常务理事、中国医师协会精神科分会委员、中国心理学会医学心理学专业委员会委员、教育部医学心理专业教学指导委员会委员、教育部精神医学专业教学指导委员会委员。

主要研究方向为群体心理学和青少年双相障碍，迄今已经发表专业论著 100 余篇，包括 SCI 论文多篇。2003 年获"南粤教坛新秀"称号，并多次被评为"中山大学最受学生欢迎的老师"；2015 年获中山大学"叶任高—李幼姬杰出中青年优秀教师奖"。

参与编写教材 20 多本（人卫版教材 8 本，其中主编 2 本、副主编 3 本），参与编写科普读物 4 本。

内 容 简 介

　　本书是一本实用性强、图文并茂、浅显易懂的科普图书，旨在为广大读者普及心理健康的基本知识，帮助读者学会如何维护自身的心理健康。

　　编者结合自身在精神心理专业丰富的临床、教学、科研经验以及本领域的研究成果，介绍了心理卫生与心理健康的相关知识、精神（心理）障碍的发病基础、心理压力对个人的影响及应对方式，以及饮食、睡眠、运动如何影响心理健康，如何识别和应对常见精神（心理）障碍如抑郁症和焦虑症，精神（心理）障碍的常见治疗方法，保健品、微量元素、维生素等对心理健康的影响，如何通过健康的生活方式维护心理健康。

　　通过本书，读者可以更好地理解日常生活的方方面面与心理健康的关系，并将书中的知识应用于实践当中，指导自己保持良好的心理状态。

前　言

随着我国经济和社会的迅速发展，竞争压力不断增大，有心理问题甚至精神障碍的人逐年增多，自伤、自杀、伤人等事件时有发生，给国家、社会、家庭及个人等均造成沉重的负担。因此，心理健康也越来越受到广泛关注。在个人成长的过程中，人们常会面临学习、工作压力和人际交往、家庭关系、感情等多方面的问题，并因此而遭受挫折。如对挫折应对不当便可能会出现心理问题，严重的甚至会诱发精神障碍。所以说，每个人日常生活的各个方面都与自身的心理健康状态息息相关。

编写本书旨在让读者更好地了解心理健康相关的知识，了解饮食、睡眠、运动等日常生活的各个方面对心理健康的影响，学会如何正确地认识自身的心理健康状态，如何运用正确的方法从日常生活的各个方面去调节自身的心理健康，如何有针对性地正确应对常见的精神（心理）障碍，从而提高自身的心理健康素质和水平。

本书编者均为中山大学附属第三医院精神心理科医、教、研第一线的专家学者，他们结合自身丰富的临床、教学及科研经验，用通俗易懂的语言，配合生动有趣的漫画，使读者能更好地领会理解书中所述的方方面面。在本书的编写过程中，他们付出了巨大的努力。

本书的编写还得到了中山大学的大力支持。中山大学附属第三医院精神（心理）科的张晋碚教授对本书提出了很多宝贵的指导意见，并多次审阅修改，付出了很多的心血。"佛山动漫学堂漫画强"为本书精心制作了许多精美的插图。在此一并表示诚挚的谢意！

主编　关念红

2019 年 11 月

目　录

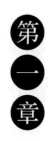

第一章

心理卫生与心理健康

● 第一节 心理卫生

心理卫生（mental hygiene），也称精神卫生，指的是保护和增强心理健康的心理学原则与方法。具体地说，是通过有效积极的心理活动适应当前和发展着的社会与自然环境。从定义可以看出，它与心理健康密切相关，因为它的目的就是促进心理健康。心理卫生关注采取何种方式来达到和维护心理健康的目的。

心理卫生的内容十分广泛。具体来说，它包括对社会人群纵向和横向的保护和干预。纵向是指从胚胎到临终的人生各阶段，包括胎儿期、婴幼儿期、儿童期、青少年期、中年期、老年期等各个阶段的心理保健；横向是指不同社会群体（如学生、军人、医护人员等）的心理保健。

心理卫生运用心理学的方法促进、维持心理健康。一般认为，心理卫生工作包括以下几个方面：一是进行心理矫治以恢复心理健康；二是开展心理健康教育，普及心理健康知识；三是通过各种方式提高心理素质，预防心理（精神）问题；四是优化心理社会因素，减少不良心理刺激。

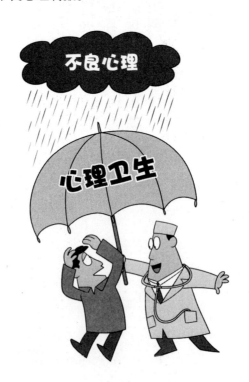

第二节　心理卫生的发展历史

心理卫生的概念起源最早可以上溯到古希腊时代，但现代心理卫生运动却发轫于20世纪初。耐人寻味的是，它的发起人和倡导者比尔斯（C. Beers）曾罹患精神疾病。其兄患有癫痫症，他因此非常害怕自己也患此病，成日愁眉不展，并试图自杀，得救后被送进了精神病院治疗。住院期间，他目睹了精神障碍患者所遭受的种种非人的生活以及社会对精神障碍患者的歧视和偏见。出院后根据自己的亲身经历，他将感悟写成《自觉的心》（*A Mind That Fond Itself*），于1908年3月出版，引起了专业人士和社会大众的强烈反响，由此拉开了现代心理卫生运动的序幕。1908年5月，比尔斯在众多心理学家、精神病学家、牧师、社会工作者以及康复的精神疾病患者及其家属的支持下，发起并成立了"康涅狄格州心理卫生协会"。这是全球第一个心理卫生组织，得到了美国著名心理学家威廉·詹姆士的高度赞扬。该协会工作的目标主要包括：保持心理健康；预防精神心理障碍的发生；提高精神障碍患者的待遇；宣传关于精神障碍的正确知识；与心理卫生有关的机构合作。如此做法，具有极大的社会影响力，奠定了心理卫生工作的坚实基础。

1909年2月，比尔斯和同行们通过不懈努力，成立了"美国全国心理卫生委员会"，并于1917年创办《心理卫生》杂志，宣传心理卫生知识。

1930年，国际心理卫生委员会成立；1948年，世界心理健康联合会（WFMH）在联合国教科文组织下成立，开启了心理卫生工作的新篇章。

中国的心理卫生运动起步于20世纪30年代。1936年，中国心理卫生协会成立，但因抗日战争全面爆发，名存实亡，实际并未开展工作。直到1985年，中国心理卫生协会才在真正意义上成立，并开展了多项工作，极大地推动了我国心理卫生事业的发展。

第三节　健康、心理健康与异常心理

一、健康

在过去很长一段时间里，人们普遍认为没有躯体疾病就是健康。而随着社会的不断进步，人们认识到健康不仅仅是身体健康。世界卫生组织（WHO）进一步给健康下定义：健康（health）"不仅是指没有身体的缺陷与疾病，还要有完整的生理、心理状态和良好的社会适应能力"。也就是说，必须体魄健全，身心健康，才是真正的健康。如何达到身心全面健康？我国杰出的心理学家潘菽教授在40年前就指出："我们因注重身体的健康，故研究生理卫生；我们若要使得心理得到健全的发展，则必须注重心理卫生。"由此看来，心理卫生乃是达到心理健康以至全面健康的重要手段。

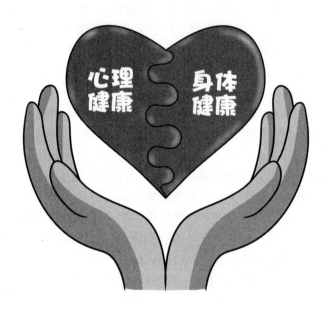

二、心理健康

心理健康（mental health）的概念大体是由心理卫生的概念延伸过来的。心理健康通常是指一种高效而满意、持续而积极的心理状态。其具体内涵，历来有不同看法。

1946年，第三届国际心理卫生大会指出："心理健康是指在身体、智能以及情感上与他人心理健康不相矛盾的范围内，将个人心境发展到最佳状态。"同时提出了心理健康的标准：①身体、智力以及情感十分协调；②适应环境；③有幸福感；④在工作中能发挥自己的能力，过着有效率的生活。

精神医学家孟尼格尔（Karl Menninger）认为："心理健康的人应能保持平静的情绪、敏锐的智能、适于社会环境的行为和愉快的气质。"

心理学家英格里斯（H. B. English）将心理健康定义为："一种持续的心理情况，当事者在那种情况下能进行良好的适应，具有生命力，并能充分发展其身心的潜能。"

人本主义心理学家马斯洛（A. H. Maslow）提出了心理健康的10条标准：①有

充分的自我安全感；②能充分了解自己，并能恰当地评价自己的能力；③能与周围环境保持良好的接触；④生活的理想切合实际；⑤能保持自身人格的完整与和谐；⑥善于从经验中学习；⑦能保持适当和良好的人际关系；⑧能适度地表达和控制自己的情绪；⑨能在不违背团体要求的前提下，有限度地发挥个性；⑩能在不违背社会规范的前提下，适度满足个人的基本需求。

我国心理学家郭念锋于 1986 年在《临床心理学概论》一书中提出了心理健康的10 条标准：①周期节律性——人的所有心理过程都有节律性；②意识水平——意识水平的高低，往往以注意力水平为客观指标；③易受暗示性；④心理活动强度——对于精神刺激的抵抗能力；⑤心理活动耐受力；⑥心理康复能力；⑦心理自控力；⑧自信心；⑨社会交往能力；⑩环境适应能力。

我国著名精神医学家许又新于 1988 年提出可以用 3 个标准来衡量心理健康：①体验标准，是指以个人的主观体验和内心世界为准，包括良好的情绪和恰当的自我评价。②操作标准，是指通过观察、实验和测验等方法考察心理活动的过程和效应，其核心是效率，主要包括个人心理活动的效率和个人的社会效率或社会功能（如工作及学习效率高，人际关系和谐等）。③发展标准，着重对人的心理状况进行时间纵向（过去、现在与未来）考察分析。发展标准指有向较高水平发展的可能性，并且有使可能性变成现实的切实可行的行动措施。

以上心理健康的概念与标准的理解，虽然角度各有侧重，但基本理念一致。需要指出的是，心理健康只是一个相对概念，从不健康到健康只是程度不同，正常与异常是相对的，不是可以截然分开的，也不像生理健康那样有易于度量的指标。人的心理健康可以从相对健康变得不健康，也可以从相对不健康变得健康，因此，心理健康是一个动态平衡的过程。

三、异常心理

异常心理，又称为"变态心理"，是偏离大多数人所具有的心理活动的心理和行为。即使心理健康的人，在特定场合或一定时间内，也可能暂时出现程度不同、持续时间长短不一的心理活动失衡。短期、轻度的心理异常状态并不会产生很大影响。然而，如果外界环境的变化过于强烈，或在这变化中心理活动的某些环节发生了适应不良或其他的改变，就可能使心理活动变得异乎寻常，出现异常心理现象。

美国《精神障碍诊断与统计手册》第 5 版（简称"DSM-V"）将异常心理分为神经发育障碍、精神分裂症谱系及其他精神病性障碍、双相及相关障碍、抑郁障碍、焦虑障碍、强迫及相关障碍、创伤及应激相关障碍、分离障碍、躯体症状及相关障碍、喂食及进食障碍、排泄障碍、睡眠－觉醒障碍、性功能失调、性别烦躁、破坏性冲动控制及品行障碍、物质相关及成瘾障碍、神经认知障碍、人格障碍、性欲倒错障碍、其他精神障碍、药物所致的运动障碍及其他不良反应、可能成为临床关注焦点的其他状况等。

第四节 正常心理与异常心理的区分和判断

人的精神（心理）属性（如认知、情绪、意志、动机、行为、气质等），与人的生物属性（如遗传素质、身体状况等）和社会属性（对群体和社会的依附性、风俗习惯、民族文化、道德观念、教育方式等）是密切相关的。因此，心理活动维持相对平衡的状态，除了取决于精神（心理）属性，还受到生物和社会因素的直接影响。这些因素会经由各种途径直接或间接地打破心理的平衡状态。

正常心理与异常心理并没有清晰明确的界限，所以区分和判断这两者是一个比较复杂的问题。

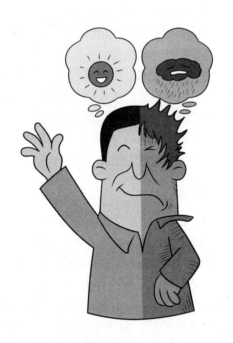

郭念锋在 1986 年根据心理学对心理活动的定义——"心理是客观现实的反映，是脑的机能"，认为理解正常与异常心理状态应从心理活动本身的特点去考虑，虽然具体标准一时难于确定，但基本原则是可以说清楚的。因此，他提出区分心理正常与异常的三原则，又称"病与非病"三原则：

第一，主观世界与客观世界的统一性原则。因为心理是客观现实的反映，所以任何正常心理活动和行为，在形式和内容上必须与客观环境保持一致。简言之，一个人正常的心理及受它支配的情感和行为，应与外界相协调，而不发生矛盾和冲突，言行举止可以被理解。如在 KTV 引吭高歌可以获得掌声阵阵，而在安静的课堂上突然大声唱歌，会令人侧目。后者因与外界环境不协调，应考虑存在异常心理的可能。

第二，心理活动的内在一致性原则。人的心理活动固然可以被分为知、情、意等部分，但不可否认，它本身是一个完整的统一体，各种心理过程具有统一性，保证人在反映客观世界的过程中的高度准确和有效。比如一个人遇到一件悲伤的事情，会产生忧郁的情绪，用低沉的语调向别人述说自己内心的体验。这样，我们认为是可以理解的。相反，如果用兴奋的语调、眉飞色舞的表情向别人述说令人不快的事，我们可以说他对痛苦事件缺乏相应的内心体验，心理过程失去了统一性，是一种异常心理。

第三，人格的相对稳定性原则。一个人受遗传素质、家庭、环境等因素影响，对现实有比较稳定的态度和固定的行为模式。这种人格特征形成之后具有相对的稳定性，在没有重大外界刺激的情况下，一般不会轻易改变。比如，一个寡言少语的人突然变得活泼开朗，或者一个吝啬的人突然挥金如土，如果在生活环境中找不到足以促使他发生改变的原因，就说明他的精神（心理）活动已经偏离了正常轨道。

李心天于 1991 年对区分正常与异常心理提出如下判别标准。

1. 医学标准。这种标准是将精神（心理）障碍等同于躯体疾病看待。根据一个人身上表现的某种异常心理现象或行为，找到病理解剖或病理生理变化的根据，在此基础上认定此人有精神（心理）障碍。其心理表现被视为疾病的症状，产生的原因则归结为脑功能失调。这一标准为临床医师所广泛采用。他们深信精神（心理）障碍病人的脑部有病理改变存在。有些目前未能发现明显病理改变的精神（心理）障碍，可能在将来会在更精细的分子水平上有所发现，认为病理变化才是划分心理正常与否的可靠根据。医学标准使精神（心理）障碍被纳入医学范畴，对心理障碍学研究做出了重大贡献。

2. 统计学标准。对人们的心理特征进行测量的结果，在普通人群中通常显示为常态分布，其中大部分人属于心理正常范围，而远离中间的两端则被视为"异常"。因此，一个人的心理是正常还是异常，取决于心理特征偏离平均值的程度。显然，"心理异常"是相对的。偏离平均值的程度越大，则越"不正常"。所谓正常与异常的界限是以统计数据为依据人为划定的。

统计学标准提供了心理特征的数量资料，便于比较，相对客观，操作也简单易行，但也存在一些明显的缺陷。例如，有非凡创造力或智力超常的人在人群中是极少数，但很少被人认为是病态。另外，某些心理特征和行为不一定呈常态分布，且心理测量的内容也会受到社会文化的制约。因此，统计学标准也不是普遍适用的。

3. 内省经验标准。内省经验主要指两个方面：一是指患者的主观体验，即患者自己觉得有焦虑、强迫或说不出原因的不适感，因而需要寻求他人的支持和帮助。二是从观察者角度而言，即观察者根据自己的经验，判断被观察对象的心理是正常还是异常。当然，这种判断具有较大的主观性，其标准因人而异，不同的观察者有可能标准不同。但通过接受过专业训练以及临床实践的经验积累，观察者们大都能形成大致相近的评判标准，对大多数精神（心理）障碍可取得一致的看法。但对少数病人仍可能有分歧，甚至截然相反。

4. 社会适应标准。在一般情况下，人体能够维持着心理的稳定状态，能依照外界的需要适应和改造环境。因此，正常人的行为符合社会准则，能根据社会要求和道德伦理规范行事，也就是说其行为符合社会标准，是适应性行为。如果个体能力由于器质性或者功能性缺陷而受损，不能按照社会规范行事，产生了不良后果，则认为此人有心理问题。这里正常或异常的标准主要是与社会常态相比较而言的。

第五节 人的发展及生命周期

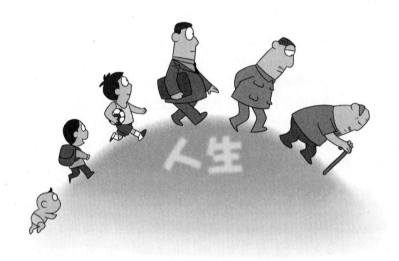

一、人的发展

人的发展（human development）包括种系发展、种族发展和个体发展等多层意思。种系发展是指研究动物或人类作为一个种系在所有地球生物种系中发生的过程。种族发展是指人类心理的历史发展，通过对不同历史阶段的不同民族的心理比较探讨人类心理的历史发展规律。个体发展是指个体从受孕到生理死亡的整个阶段所经历的心理、生理、行为的变化过程。

二、生命周期

生命周期（life cycle）指的是个体从婴幼儿、儿童、青少年、青年、中年、老年直至死亡的发展过程。该过程并不是简单地指生物学意义上的成熟以及变化的过程，还涵盖了个体在各个年龄阶段在社会意义上的过渡和社会经历的变化过程。

三、关于发展的观点

1. 发展是一种持续和渐变的过程：人的发展经常被描述为持续、累积的过程，但变化是唯一不变的东西，贯穿生命的每一个重要阶段。

2. 发展是整体的过程：过去曾有段时间，发展心理学家主要分为三个方向来进行研究，包括生理的发展和成熟、认知方面（知觉、学习、思维等）的发展、心理社会（情感、人格、人际关系等）的发展。而随着研究的深入，发现这三者是相互影响、密不可分的。比如热情、开朗的人更易在同伴中受到欢迎，但是这种因素还受到了生理的影响。研究表明，进入青春期早的男生人际关系会更好，在班级表现好的学生会更受欢迎。所以，发展不是碎片状的而是整体的，自我的每个部分都在某种程度上依赖其他方面的变化。

3. 发展的可塑性：可塑性是指适应外界环境（社会环境等）而做出改变的能力，包括积极改变和消极改变。如果个体生活发生重大变化，发展的过程就可能会出现突变。如一直活泼开朗的儿童在父母意外去世后，出现抑郁情绪。如果被他人收养，社会刺激性增多，则有可能再次变得快乐。

4. 发展受历史文化背景的影响：不同的文化背景、社会阶层甚至人种或民族都有不同的发展模式，没有一个发展模式是放之四海而皆准的。每种文化、社会阶层都在向自己的下一代传递特定的信仰、风俗和价值观等。每一代人都以自己的方式发展，同时又为下一代改变着。如互联网的兴起，极大地改变了人们的社交方式。

5. 发展是成长（获得）和衰退（丧失）的结合：巴尔特斯认为，发展并不是简单地朝着不断获得新功能的方向运动的，在获得的同时也会伴有衰退和丧失。任何发展在获得新适应能力的同时，会丧失以前存在的部分能力。例如，在认知发展过程中，认识水平的提高会对知觉有抑制作用，降低知觉的精确性。

◯第六节　不同时期的心理发展与心理健康

一、胎儿期的生理心理发展及心理健康

胎儿的发展对人的一生都有极大意义的重要影响。该阶段主要受生物学及遗传因素的控制。此外，母体状况及胚胎内外的环境也有重要影响。这些影响包括生理和心理方面。

（一）生理心理发展

1. 生理发展：受孕后，在先天的遗传因素和环境因素的相互作用下，形成基本

的身体结构与器官。在该阶段，脑部快速发育。同时，身体的成长速度也是在生命周期中最快的。胎儿成形以后开始有听觉，并能对感觉刺激做出相应反应。同时，在该阶段，生命体较为脆弱，易在环境影响下受伤害。

2. 认知发展：学习与记忆的能力开始显现，所以可以适当进行胎教。

3. 心理社会发展：胎儿可对母亲的声音做出反应。

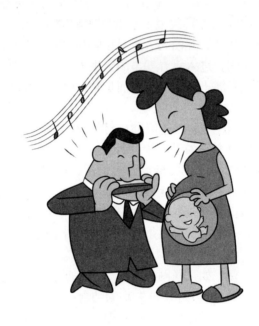

（二）影响因素

1. 母体的影响：孕妇的年龄、身高、体重等都会影响胎儿的正常发育。一般过高或过低都会导致畸胎率的上升。此外，孕妇的营养状况、情绪状态、罹患疾病（尤其是风疹等）、吸烟、饮酒、滥用或不当使用药物等也会造成不良后果。

2. 环境因素：辐射、化学物质和污染，如有机染料、杀虫剂、装饰材料等或含有高浓度的铅、锌、汞的物质都会造成畸胎或死胎。需要注意的是，环境中的有毒物质（如前所述）可能对父母双方的生殖系统产生影响，所以父母双方都应避免接触致畸物质。

（三）预防和干预措施

1. 孕妇注意营养和运动，保持愉悦心境。

2. 孕妇注意避免烟酒及其他高危因素。

3. 科学进行胎教。

4. 父母双方避免接触致畸物。

二、婴儿期的生理心理发展及心理健康

婴儿期一般是指 0 ～ 3 岁时期，在该阶段，生理发育和心理发育速度最快。

（一）心理生理发展

1. 生理发展：身体的各部分生长发育速度不尽相同。一般大脑发育较快，从头部逐步延伸到身体远端，又称为头尾原则。从出生开始，所有感觉器官便以不同的方式和程度进行运作。脑部的成长趋于复杂，对环境的影响高度敏感。身体成长与肌肉运动的发展较为迅速。许多不自主的条件反射转化为随意动作，自主运动能力不断增强，包括大肌肉运动能力（如坐、爬、站、走等）和精细运动能力。

2. 认知发展：在出生后数星期，学习与记忆的能力便已显现。理解力和运用语言的能力快速发展。皮亚杰认为，0～2岁的婴儿思维处于感知运动阶段（依靠感知动作适应外部世界，开始能够认识客体的永久性），2～3岁时，进入前概念阶段（又称象征思维阶段，为前运思维阶段的第一个阶段），可以运用象征性符号进行思维，如将"竹棍"想象成"枪"。

3. 心理社会发展：形成对父母或其他人的依恋，同时发展出自我意识，开始向独立自主转变，对其他儿童（同伴）的兴趣增高。

（二）常见问题

1. 陌生人焦虑与分离性焦虑：对陌生人的警觉称为陌生人焦虑，对熟悉的照料者离开后产生的不安情绪等称为分离性焦虑。分离性焦虑反映了婴儿对照料者的依恋程度，是心理发展的重要里程碑。精神分析理论认为，依恋带来的内部情感和安全感对心理发展的各方面都有很重要的影响。能够体验到来自照料者的爱抚并具有安全感的婴儿，进入幼儿期后，与同伴交往会比较顺利，充满自信。反之，则容易出现社交方面的困难。

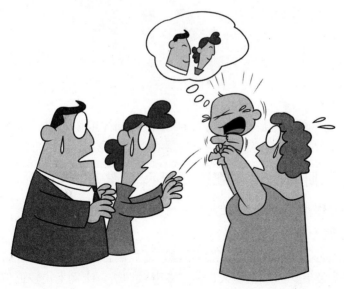

2. 社会性发展缺陷：主要是孤独症患者在婴儿期表现出的社会行为异常。具体表现为无目光接触，缺乏依恋行为表现，不能与其他人分享感情，对照料者和陌生人"一视同仁"，不害怕陌生人，几乎是没有反应的。

3.过度依赖：过分依靠照料者，婴儿在行为、情感等方面独立性不足。男孩在这方面的表现一般持续时间较短，随着年龄增长慢慢被克服和消除，而部分女孩的依赖症状甚至可以持续到成年以后。

4.语言问题：婴儿期是语言发展的关键时期之一，如出现问题，可表现为发音含糊、模仿言语、声调缺乏变化等。

5.情绪爆发：因神经系统发育仍不完善，婴儿的情绪具有不稳定的特点，可表现为不易自控、容易外漏，所以常有难哄劝、易哭闹的现象发生。

（三）预防和干预措施

1.因婴儿期的言语中枢已发育成熟，建议多进行口头言语训练，创造口语交流的机会。

2.重视智力的开发，进行运动技能的训练。手的抓握和独立行走等对心理发展具有重要意义，可以加强这方面的训练。

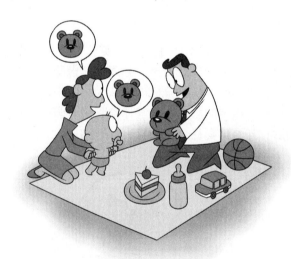

3.培养良好的饮食、睡眠习惯，训练排泄控制等卫生习惯。这些在幼儿时养成的良好习惯对以后的社会适应和进一步发展有着重要影响。

三、幼儿期的生理心理发展及心理健康

幼儿期，又称儿童早期，一般是指3～6岁的时期。

（一）生理心理发展

1.生理发展：成长持续而稳定；能较好地控制自己的动作，精细运动与大肌肉运动技能进一步发展，力气也变大；体型变得较细长，比例上也较近似于成人。

2.认知发展：虽然对他人的观点能逐步理解，但思考仍然以自我为中心；该阶段词汇量增长最快，可以从对话性言语发展为旁白性言语；认知能力仍不够成熟，在进一步发展中，存在某些较不合逻辑的观念；记忆能力增强；智能变得更有预测性。

3. 心理社会发展：游戏是该阶段的主导活动，且更具创造力、想象力和社会性，游戏有助于智力的开发，促进对社会的认知；独立性明显增强，自我控制和自我照顾的能力增加；发展出性别认同；爱提问，对周围的世界充满好奇，并探索；家庭是社会生活的重心，但同伴的角色逐渐变得重要；形成最初的人格特征；形成社会化行为和初步的社会认知。

（二）常见问题

1. 自我为中心：在独生子女的家庭中尤为明显。幼儿在任何事情上都很霸道、自私和固执；在生活中不能受到小小的挫折，遇到不顺心的事就开始发脾气哭闹，遇到困难的时候就退缩。缺乏应有的交际能力，不愿接受陌生的人或环境。在与其他小朋友交往时不考虑别人的感受，在幼儿园与同伴和老师相处欠佳，经常无所适从，人际关系紧张。

2. 感觉综合失调：指幼儿表现出动作不协调、注意力不集中、反应迟钝、平衡能力差等症状。这是大脑对感觉器官传来的信息不能够较好地分析和处理的结果，导致身体运动不和谐。研究表明，这可能与都市化进程和小家庭的发展有关，幼儿与自然界少接触、与人交往的机会不多，从小在电视、手机等电子产品的陪伴下长大。

3. 寄养问题：因年轻的父母忙于工作或贪图安逸，将幼小的孩子交给老人或其他照料者照顾，长大再接回身边。因亲子间没有早期的感情培养，不了解孩子，也不知道怎么和小孩相处，易造成小孩的适应不良，从而出现一系列不良的行为表现，甚至出现遗尿、口吃等坏习惯。

4. 情绪问题：主要表现为恐惧和焦虑。幼儿多怕某些动物或昆虫、怕黑、怕凶恶的面孔等，如不能及时消除，会表现出一系列退缩、回避等行为，影响正常生活。

（三）预防和干预措施

1. 鼓励幼儿多进行游戏活动，在游戏过程中，促进智力、人格等的发展，形成良好的交往能力。

2. 强化幼儿的性别意识。穿着、打扮、言行举止等，尽量要求与生理性别一致。

3. 摆正幼儿在家庭中的地位，不可过度宠溺。尤其在家庭教养方式上，家庭成员要达成一致共识，避免幼儿产生困惑，或养成说谎的习惯。

4. 营造温馨和睦的家庭环境，强调父母或照料者的陪伴，一可让幼儿产生愉悦心境，二可让其学习模仿家庭成员行为习惯等，对以后的社会行为模式产生积极影响。

5. 正确对待幼儿的错误和过失，不可一味责骂或过度惩罚，亦不可不闻不问或过度纵容。

6. 不过分保护，培养幼儿的独立性。

四、童年期的生理心理发展及心理健康

童年期一般是指6～12岁的时期。在该阶段，学校的学习成为其主导活动。

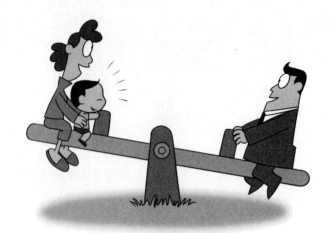

（一）心理生理发展

1. 生理发展：成长速度有所减缓，力量和运动技能增强，健康情况普遍较好。

2. 认知发展：自我为中心思考减弱，逻辑思维发展，以形象逻辑思维为主；记忆的主要形式为有意识记忆；有意识注意有所发展；可用口语表达见解，读写等书面语言表达能力逐渐增强。

3. 心理社会发展：自我意识迅速发展，自我控制能力增强；从盲从转向批评性思考；可发展亲密的同伴关系；荣誉感、美感、责任感等社会情感有较大发展。

（二）常见问题

1. 学业相关问题：注意缺陷、学习困难、自控力差、过度活动、拒绝上学等，多发生在小学阶段，尤其是入学初期。其中有些问题属于暂时的适应不良。

2. 情绪问题：如紧张、焦虑、恐惧、情绪欠稳定、强迫观念和行为、退缩、任性或冲动等。

3. 品行问题：如说谎、逃学、偷窃、攻击行为、各种破坏性行为等，男孩明显多于女孩。

4. 不良习惯：如咬指甲、偏食、习惯性抽动、吮指、遗尿等。

（三）预防和干预措施

1. 学业相关问题：需要家庭、学校甚至专业机构等多方面的共同努力，开展心理治疗、教育训练、行为训练相结合的方法，重点是提供行为指导。也可采用生物反馈训练等方法。治疗时，应取得父母、教师的充分理解、参与和配合。可通过正强化法，帮助建立适应良好的行为。

2. 善于体验儿童的情绪，疏导不良情绪，逐步建立自信。

3. 营造良好的家庭氛围。

4. 按照心理发展规律安排教学方法和内容，培养学习兴趣。

5. 注意家长和老师的言传身教作用。

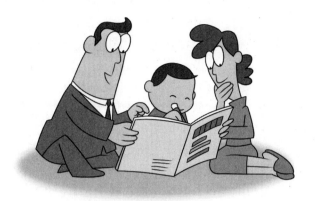

五、青少年期生理心理特点及心理健康

青少年期又称青春期，包括少年期和青年初期。少年期一般指12～15岁阶段，青年初期指15～18岁阶段。

（一）心理生理发展

1．生理发展：身体改变明显、迅速；第二性征出现，达到生殖成熟；大脑功能发育完善。

2．认知发展：抽象逻辑思维进一步发展，出现创造性和批判性思维，能独立思考；不成熟的思考方式仍残存，一方面对别人意见持批评和怀疑态度，另一方面能够认真审查自己的观点；情绪发展不稳定，情感丰富强烈而不愿外露，充满矛盾；动机的深刻性提高；行为果敢性增强；性意识觉醒，对性充满好奇。

3．心理社会发展：人格虽可能还会有变化，但已基本稳定；自我意识趋于成熟；人生观、道德观初步形成；寻求认同（包括性认同）成为重心；充满着似成熟、想独立却难独立的矛盾。

（二）常见问题

1．情绪问题：以情绪不稳定性为主要表现特征，这与心理发展的不成熟有关。父母的性格特征、教养方式、教师对待孩子的方式也会对孩子的情绪稳定性造成影响。动荡的情感时而表露，时而内隐，尽管内心激动、高兴、消沉，表面上却不动声色；有秘密想与别人倾诉，但碰到父母、老师，又缄默不语。如果得不到理解，便会出现焦虑、抑郁等不良情绪。

2．学业问题：学业问题是青少年大部分心理问题产生的根源。近年来，教育部门一直在不遗余力地推行素质教育，但学习负担过重仍是不争的事实。大量的考试、竞赛、"隐形"的排座位方式等，都给学生带来无穷的压力。因此，考试焦虑、失眠、厌学、注意力不集中、记忆力下降等问题非常常见。

3．性心理问题：研究表明，随着营养状态的改变和营养水平的提高，中国青少年的青春期在不断地提前到来。性生理发展和成熟存在着越来越提前的趋势，但性心理的成熟则相对延后，二者之间的冲突带来了许多问题，产生了"性困惑"。这些难以启齿的问题常导致心理冲突，使其处于矛盾状态——愿意交往又不知如何交往，渴望交往又害怕交往，甚至把和异性交往认为是"罪过"。如果得不到恰当的引导，可能会通过"不听话""对着干"等极端方式表现出来。

4. 人际关系问题：主要包括师生关系、亲子关系和同学关系。

在师生关系中，主要问题是：教师对学生不信任、不理解，致使学生产生对抗心理；教师的认知偏差导致学生产生抑郁情绪、攻击行为等；教师缺乏理解、爱心和耐心，横加指责，学生感到失望；教师对学生缺乏应有的平等和尊重，随意贬低学生的价值观等，给学生带来严重的心理创伤。

亲子关系尤其是与父母的关系，处理不当，易引起青少年的不良心理反应。随着孩子的逐渐成熟和父母的日益年长，二者之间的沟通与交流显得越来越困难。尤其当"青春期"撞上"更年期"，双方都不让步时，问题更为突出。

在同学关系中，每个人都希望被接纳，获得理解与信任。如果同学关系紧张，不融洽，就有可能产生孤独感。尤其需要注意的是，青少年思想仍未成熟，对社会的认识以及辨别是非能力还不是很强，自我控制能力稍差；同时又充满好奇，易于模仿，很容易受同伴或不良社会风气的影响，沾染不良嗜好。

5. 不良信息的影响问题：当前是信息时代，互联网等增加了人们尤其是青少年吸收信息和知识的渠道，缩短了人际交往的空间和时间，但在帮助青少年开阔视野，关注外界的同时，也传播着颓废、下流甚至反动的不良信息，如不能很好引导和甄别，会在很大程度上影响青少年正确的价值观、人生观和世界观的形成，并可能导致青少年道德、法律意识的淡化。

（三）预防和干预措施

1. 鼓励参与交往，培养独立性。根据青少年的个性特征，时刻注意鼓励青少年的自尊和自信，加强自立和自律，树立对自己行为负责的态度。

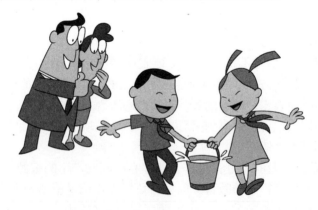

2. 尊重青少年的个人隐私。

3. 理智认识和处理性冲动，接受其自然与合理性；增进男女的正常交往；对青少年进行必要的性教育，用科学的态度对待性，既不神秘，也不肮脏。

4. 树立正确的人生观，培养高尚的道德情操。培养爱心，学会宽容，善于合作，勇于担当。青少年要学会自我升华，也要善于接受有益的指导。

5. 适度加强身体锻炼，以适应身心成长的需要。

六、青年期生理心理特点及心理健康

青年期，又称成年早期或成年初期，一般指 18 ～ 35 岁，由此阶段开始，个体作为一个真正意义上的社会人，有能力承担社会责任和义务。

（一）心理生理发展

1. 生理发展：生理发育成熟，具有良好的生殖能力，身体健康（力量、耐力、精力等）都处于巅峰状态。

2. 认知发展：有较为稳定的思维结构，以辩证逻辑思维为主；逻辑记忆能力发展的巅峰；情感丰富强烈，但相对不稳定；意志的自觉性和主动性增强。

3. 心理社会发展：人格特质变得相对稳定；观察力、注意力等都先后达到高峰；建立亲密伴侣关系；完成职业选择和事业发展。

（二）常见问题

1. 社会适应问题：自尊和自信越来越强，期望个人见解能得到社会和他人的尊重，但社会成熟相对落后，易受到人际关系矛盾和各种挫折的影响。青年期也是自我意识、自我摸索发展的时期，当个人对客观事物判断与现实不相符时，不能产生自我认同，会出现心理冲突。青年期也是深化社会实践的阶段，社交向高层次发展，如交往的选择性等，如不能很好地进行社交，会形成社交障碍。

2. 情绪情感问题：青年期富有理想，积极向上，但因认识的局限易产生误区，在现实与想象不符时遭受打击，甚至一蹶不振，从自尊转为自卑自弃。不能很好地处理理智与情感的关系。出现失恋、失业或家庭生活不和谐时，易出现抑郁、焦虑、强迫的情绪，可表现为失眠、食欲缺乏、紧张不安等。

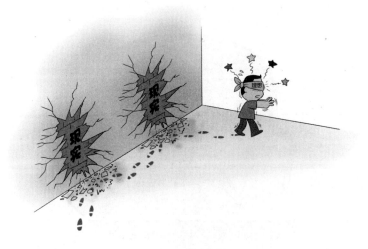

3. 性的问题：对性的社会属性不甚重视，常发生对性随意、出轨、不负责任等行为。

（三）预防和干预措施

1. 构建完善的社会支持系统，学会寻求外界帮助。

2. 正确认识自己，树立适当的奋斗目标，避免不必要的挫败感的产生；正确对待挫折和失败，并能从中汲取经验和教训。

3. 树立正确的家庭观、婚恋观。

4. 建立良好的情绪宣泄途径，增加愉悦的生活体验，正确面对不良情绪，必要时寻求专业人员的帮助。

七、中年期生理心理特点及心理健康

中年期，又称为成年中期，一般指35～60岁这个阶段。

（一）心理生理发展

1. 生理发展：生理功能逐步衰退，是从成熟到衰老的转折期。活力、精力出现衰退。男女性均经历更年期，但女性更典型。

2. 认知发展：智力发展到最好的状态，解决实际问题的能力较强，但创新能力下降，是最容易达到事业成就巅峰的阶段。

3. 心理社会发展：情绪稳定，意志坚定，人格特征稳定鲜明。

（二）常见问题

1. 超负荷的压力：压力来自家庭、工作等各方面。家庭方面，中年人是家庭的顶梁柱，在家庭生活中扮演多种角色，如既是儿子又是丈夫，多重角色的转换会导致心理适应不良。婆媳关系，繁杂的人际关系，如上下级隔阂、平级同事间的摩擦等，都会让人烦躁不安。知识更新节奏加快，中年人要不断学习、更新原有的知识结构，但已不可能像年轻人那样精力充沛地学习。

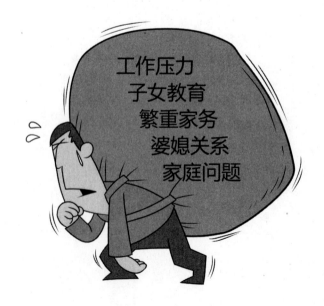

2. 对身体变化的适应不良：中年期繁重的家务、子女的教育等均使他们疲惫不堪。中年也往往容易对婚姻生活感到厌倦，夫妻关系矛盾丛生，易出现危机。工作方面，作为工作骨干，一般不易觉察身体的变化，不重视也不愿意看到身体的衰退，同时又不愿接受生殖能力下降或消失和性欲也随着降低的事实，对工作、朋友、配偶产生抵抗情绪，从而影响人际关系。

3. 空巢家庭：进入中年期时，子女都已长大，有的成家自立门户，有的离家异地求学、工作。因此，中年夫妇就相互依靠着过日子。如果不能处理好这种家庭关系的变化，中年夫妻有可能会关系紧张，以致离婚。

4. 丧失的问题：中年期的丧失不管是由于离婚还是亲人死亡，都会造成适应困难。中年期的人会不断遭遇丧失，如父母、朋友的疾病和死亡使自身对死亡的危机感加重。中年丧偶或再婚的人，也会面临生活方式的再适应问题。

（三）预防和干预措施

1. 正确对待名与利：面对充满变数与激烈竞争的社会，保持良好的心态，明白自己的长处和短处，不苛求自己；正确对待他人，保持宽容之心；正确对待环境，在新环境中，能迅速适应并建立良好的人际关系。

2. 建立和谐的人际关系，善于妥善处理家庭、工作、社会的矛盾，建立良好的社会支持系统。

3. 正确处理家庭与婚姻矛盾，营造良好的家庭氛围，加强夫妻沟通，科学养育子女等。

4. 不断调整认知结构，积极应对。不断学习并适应社会变化，完善自己的人格，控制情绪，以积极的心态迎接生活和工作的挑战。

5. 关心自己，劳逸结合，坦然接受即将到来的衰老。

八、老年期生理心理特点及心理健康

老年期，也称成年晚期，指60岁至死亡的阶段。

（一）心理生理发展

1. 生理发展：身体机能处于不同程度的全面衰退状态，易罹患多种身体疾病。

2. 认知发展：感知觉能力减退，记忆力下降，情绪趋于不稳定。大多数人在心智上仍较灵敏。某方面的智力会有所衰减，但多数人能找到弥补的方式。

3. 心理社会发展：人格特征相对稳定，性格较固执，须调适接受多方面的丧失（身体机能衰退、丧偶等）。两性出现趋同化，即男性变得女性化，爱唠叨，女性变得男性化，较果敢等。

（二）常见问题

1. 不安全感：主要表现在对身体健康和经济状况的过分关注。有时觉得自己是子女的负累，会过分关注家庭成员及他人对自己的看法，怀疑晚辈不够尊重甚至嫌弃自己等。

2. 孤独无助感：各种老人群体均会出现，如离退休老人因丧失权力而觉孤独，与子女沟通不良或子女疏于照顾而觉得无助，与外界沟通少导致信息落后从而引起苦楚感等。

3. 固执刻板：接受新事物有困难，适应新环境有障碍，对生活中的改变不知变通，往往延续既往行为模式来应对，给人固执刻板的印象。

4. 沉迷往事：老年人有丰富的生活经验，也希望别人，尤其是子女接受自己的经验和指导，碰到当下的事情，易联想到既往的事情，并给出意见，如子女不从则易发生冲突和矛盾。

（三）预防和干预措施

1. 针对不安全感：适当锻炼身体；注意人际沟通；保持家庭与婚姻的和睦。

2. 针对孤独无助感：认识孤独所带来的危害；加强人际交往，保持社会联系。

3. 针对固执刻板：培养兴趣与爱好；坚持用脑，不断学习新事物。

4. 针对沉迷往事：积极参与社会活动，分散注意力；与时俱进。

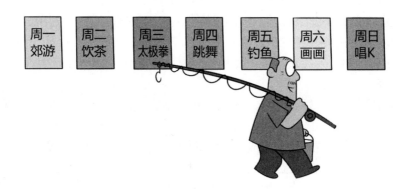

（张明）

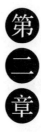

第二章

精神（心理）障碍是大脑问题

第一节 心理的实质

人类对心理的实质进行了相当长的时间探索。最初的观点是唯心主义心理观，认为客观世界是心理的产物，精神（心理）才是第一的，物质是第二的。古希腊唯心主义思想家柏拉图（Plato）提出灵魂不死的观念，他认为灵魂来自理念世界，灵魂进入身体并且支配身体，人死后灵魂又回到理念世界，灵魂可以永生不死，轮回转世。唯心主义心理观是一种与事实不符的荒谬的认识。随后对心理的实质的认识发展到古代朴素唯物主义，思想家们认为物质第一性，精神（心理）第二性，认为心理是物质的属性和产物。这种思想是十分可贵的，但由于科学的局限，因而无法确切认识产生心理的具体部位，只能停留在猜测和推想阶段。而机械唯物主义心理观则有思想家把人比喻成一架巨大、极其精细、巧妙的钢琴，我们的感官就是键盘，我们周围的自然界弹它，它也常常弹自己。我国清代医学家王清任在1830年就提出"脑髓说"，明确提出感觉器官和大脑中枢神经的联系，认为耳、目、鼻都"通脑"，所见之物、所听之声、所闻香臭，皆归于脑。1861年，法国医生布洛卡在生理解剖实验中解剖了一个失语症患者的大脑，发现患者左大脑半球下额回的一个部位神经细胞遭到损坏，证明了脑的这个部位是与人的言语表达有关的。随着历史的发展，辩证唯物主义对心理的实质进行了科学的解释，认为脑是心理的器官，心理是脑的功能，是大脑对客观世界的主观、能动反映。归纳来说，心理是脑的功能，是对客观现实的反映。

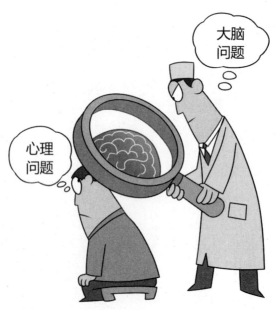

一、心理是脑的功能

心理活动是人脑进化的结果。大脑由大量的神经细胞借助突触形成巨大的网络系统。随着动物脑神经的进化，动物的心理从无到有，从低级到高级。现代的生理解剖和临床医学均证明，大脑由于外伤或疾病而受损，相应的心理活动也会发生改变。这些都证明心理是大脑的功能。

二、心理是对客观世界的主观、能动反映

大脑不能凭空产生心理，而是需要有客观现实作为物质基础。客观事物作用于人的感觉器官，从而产生相应的感知觉，而记忆、思维、情绪情感则在这些感知觉的基础上形成和发展。大脑对客观现实的反映是主观能动的，不是机械、被动的，受到个人经验、个性特征等多因素的影响。

● 第二节 精神（心理）障碍

一、精神（心理）障碍的定义

精神（心理）疾病亦称精神障碍，在《国际精神与行为障碍的分类》第 10 版（简称"ICD -10"）中特别指出"障碍"这个术语，其目的是避免使用"疾病"和"病患"等俗语所带来的问题。ICD -10 对精神障碍的定义为："一种有临床意义的行为或症状群或类型，其发生与当事人目前的痛苦烦恼（如令人痛苦的症状或功能不良，与有一个或多个主要领域的功能损害相关）有关；或明显增加病死、引起痛苦、功能不良和丧失自由的风险。同时，这种综合征或类型必须不仅是对于某一特殊事件的可预期反应（如亲人的死亡等）"。精神障碍除包括传统的精神病，还包括心境障碍、神经症性障碍、应激相关障碍、躯体形式障碍、人格障碍、痴呆、精神活性物质所致精神和行为障碍等。精神障碍的发生是在各种生物学、心理学以及社会环境因素影响下引起的大脑功能失调或紊乱，临床表现出各种认知、情感、意志和行为等不同程度的障碍，常需要医学干预，由于社会上仍对精神障碍存有一定的偏见，因此，学者们提出应以精神障碍取代精神疾病或心理疾病。

二、精神（心理）障碍的分类

心理疾病（精神障碍）的分类可以追溯到公元前 2600 年埃及史载的"忧郁症（melancholia）"和"癔症（hysteria）"。随着历史的演变，人们发现统一的诊断分类系统愈发重要。常见的诊断分类系统包括国际疾病分类 ICD 系统、美国诊断分类

DSM 系统和中国诊断分类 CCMD 系统。自 2002 年，我国正式使用 ICD -10 进行疾病和死亡原因的统计分类，其中 ICD -10 第五章是对精神（心理）障碍进行归纳分类。编码从 F00 到 F99 一共 10 个类别、100 个编码。10 个类别中除 F1 类按病因，F9 类按年龄，其他都是按症状分类。

F0 类：主要以综合征（例如痴呆）为分类依据，不再使用"老年性痴呆"的名称，而代之以"阿尔茨海默痴呆"的晚发型及早发型。另外，还使用了范围更广的"血管性痴呆"的名称。

F1 类：列出了通常未予重视的"使用烟草所致的精神及行为障碍"。

F2 类：保留精神分裂症的传统分型（包括单纯型精神分裂症），把"感应性精神病"局限于"感应性妄想障碍"。

F3 类：保留单纯的"躁狂发作"，而没有把它全部归类于"双相障碍"内。

F4 类：大致相当于过去的"心因性"精神障碍。取消了 ICD -9 中"神经症"的名称，仅使用"神经症性（neurotic）"这一形容词，仍保留"神经衰弱"的诊断。对于惊恐发作，ICD -10 则认为是广场恐怖的继发反应。"歇斯底里"一词具有贬义，在 ICD -10、DSM -Ⅲ中也开始避免使用，而采用"分离（转换）障碍"。

F5 类：主要包括饮食、睡眠和性障碍（主要是性生理障碍），"非依赖物质滥用"也归入此分类。

F6 类：为成人人格障碍，儿童一般仅称为行为障碍，而不是人格障碍。性心理障碍归入此类。

F7 类和 F8 类都是发育障碍，其实可归于一类。

F9 类：是儿童期精神（心理）障碍。

根据患者的年龄结构和不同年龄段患者治疗、咨询重点的不同，可把精神（心理）障碍分为以下三种：

1. 儿童常见精神（心理）障碍，如多动症、自闭症、儿童抽动症、Asperger 综合征、Rett 综合征、品行障碍、精神发育迟滞、儿童精神分裂症、儿童情绪障碍等。

2. 青少年常见精神（心理）障碍，如强迫性神经症、情感障碍等。

3. 成人常见精神（心理）障碍，如焦虑症、疑病症、强迫性神经症、恐怖性神经症、神经衰弱、精神分裂症、情感障碍、偏执性精神障碍、性心理障碍等。

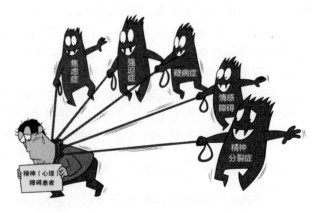

第三节 脑的功能

人类的大脑是在漫长的进化过程中发展起来的思维和意识器官。大脑包括端脑和间脑。端脑是脊椎动物脑的高级神经系统的主要部分，由左右两半球组成，是控制运动、产生感觉的高级神经中枢，是中枢神经系统的最高级部分。多数人左侧大脑为优势大脑，双侧半球共同管理人的正常生活和生理活动，其中一侧大脑受损，另一侧大脑在一定程度上能够代替受损侧大脑的功能。端脑主要包括大脑皮质、髓质和基底核三个部分。其中，大脑皮质是端脑表面的灰质，由神经元的胞体构成，皮质深部的髓质或称为白质由神经纤维和胶质细胞构成。髓质中的灰质团块称为基底核。大脑皮质负责人脑较高级的认知和情绪功能，左右大脑皮质主管的领域有所侧重，其中左侧大脑主管语言、概念、数字、分析、逻辑、推理等功能，右侧大脑主管音乐、绘画、空间、几何、想象、综合等功能。左右大脑半球均包含四个区域，分别为额叶、顶叶、颞叶、枕叶（见下图）。

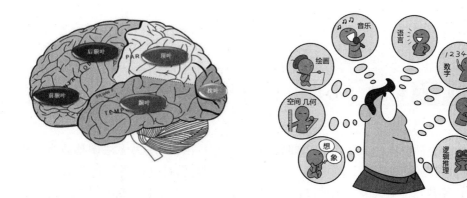

一、额叶

额叶又可分为前额叶、后额叶，其中前额叶控制着整个大脑，相当于司令部。左侧前额叶侧重于沟通管理、计划、判断等能力，右侧前额叶主要发展创造力、对未来憧憬想象的能力等。后额叶侧重于思维功能的发展，其中左侧后额叶主要与逻辑推理、语言功能相关，右侧后额叶则主要负责空间想象、构造凝思等能力。

二、顶叶

顶叶在体觉功能上更有优势，左侧顶叶善于体觉辨识、操作理解，右侧顶叶善于体觉感受和工艺欣赏。按照主要功能，顶叶可分为中央后回、顶上回、顶下回。中央后回病变会导致对侧肢体的皮肤感觉减退或缺失，而刺激性病变会导致感觉性癫痫。顶上回病变会导致位置觉丧失、皮肤书写觉缺失、触觉失认、压觉缺失等。顶下回病变会使患者出现失语、失用、失读、失算等症状，表现为找词困难，能够理解别人的意思，但表达时往往用错词，甚至看不懂报纸、变成文盲、不会写字等。

三、颞叶

颞叶在听觉功能上更有优势，其中左侧颞叶主要负责听觉辨识、语言理解，右侧颞叶负责听觉感受、音乐欣赏。颞叶病变往往导致感觉性失语、音乐感丧失。一般颞叶前端称为颞极，外侧面包括颞上、中、下回。外侧面的病变可产生听错觉、幻听、视错觉、幻视、梦样状态。除此之外，颞叶与记忆功能有密切关系，其中，阿尔茨海默病患者都有颞叶皮质的损害，是其记忆障碍的物质基础。颞叶还与精神活动、行为关系密切，病变后可出现明显的冲动性行为。

四、枕叶

枕叶可分为楔叶和舌回。枕叶的作用主要发挥在视觉功能上，左侧枕叶善于视觉辨识和观察理解，右侧枕叶善于视觉感受和图像欣赏。枕叶病变导致视觉障碍，刺激性病变会产生幻视。

● 第四节 精神（心理）障碍与大脑的关系

过去，人们往往认为精神（心理）障碍不过是一时的压力无法调整或者生活变故等原因引起的心理紊乱。随着社会的发展，人们对精神（心理）障碍认识的加深及重视，学者们普遍认为，精神（心理）障碍其实是内、外因素作用于人而引起的脑功能障碍。

随着现代科学技术的发展，尤其是医学基础如神经解剖、神经影像学、神经生化、神经生理与病理、神经内分泌学的发展，人们对精神（心理）障碍的发生发展也有了越来越深刻的了解，认为异常的行为与脑活动是密切相关的，所有的精神（心理）障碍都是建立在大脑功能紊乱的基础上，有明显的神经生理基础。任何原因引起的中枢神经系统功能和结构的改变都可表现出异常的精神（心理）活动。菲尼亚斯·盖奇（Phineas P. Gage）是世界上最著名的脑损伤患者之一，此病案使科学家们展开了对额叶、对塑造个性和提供计划执行能力的作用的研究。此后，人们还发现脑炎所致精神障碍、阿尔茨海默病、精神分裂症、双相情感障碍、抑郁症等疾病中，患者有不同脑区的体积缩小、变性、细胞凋亡、数目减少等，并且与患者的认知受损有明显的关系。中枢神经递质也与人的精神活动存在密切的关系，如中脑边缘系统多巴胺（DA）功能过高可能与精神分裂症的阳性症状有关，前额叶多巴胺功能不足则与精神分裂症的阴性症状、认知功能损害有关。中枢 5－羟色胺（5-HT）的不足与抑郁症、强迫性神经症、焦虑症、惊恐障碍及进食障碍等有关。

　　小资料： 菲尼亚斯·盖奇（Phineas P. Gage），1823 年出生，25 岁在美国佛蒙特州铁路建设工地上负责爆破岩石的工作。1848 年 9 月 13 日，盖奇正用一根铁锹把甘油炸药填塞到岩石中，一颗火星意外地点燃了炸药。引爆的甘油炸药把铁锹从他的左颧骨下方直穿头部，从眉骨上方飞出。此时的他虽然颅骨的左前部几乎完全被损毁，但并未失去意识，经住院治疗 10 周后出院。此后，他体力逐渐恢复，可继续工作。他的工友发现盖奇虽然头上有个洞，但话语流利，思维清晰，不久却发现他的行为和性格逐渐出现巨大的变化。原本是一个有能力、做事有效率的领班，思维敏捷、对人和气、有礼貌，逐渐变得粗俗无礼、顽固、任性，做事缺乏耐心、反复无常、优柔寡断。1860 年 2 月，他癫痫发作，同年 5 月 21 日去世。去世几年后，人们在经得他姐姐的同意后打开他的墓穴，取出他的颅骨，供研究用。目前他的颅骨保存在哈佛大学的医学博物馆中。

一、常见精神（心理）障碍的神经影像学基础

　　神经影像学技术的出现使得人类可以更加深入地认识个体的大脑解剖结构和功能活动。在临床工作中，神经影像学技术对脑疾病的诊断和治疗有着举足轻重的地位。核磁共振成像技术在精神病学领域已被广泛使用。而心境障碍、精神分裂症、物质滥用、强迫症和焦虑症等常见精神（心理）障碍均被发现存在不同程度的脑结构异常。

（一）心境障碍

　　研究发现心境障碍患者存在一定的脑结构异常。抑郁症患者前扣带皮层灰质体积减小。反复发作和未服药的抑郁症患者存在外侧前额叶皮层和双侧海马、海马旁回灰质体积减小。双相障碍患者的双侧额叶－脑岛皮层、前扣带皮层灰质体积减小；而经过锂盐治疗的双相障碍患者较未经锂盐治疗者的海马和杏仁核体积大，病程越长，大脑体积缩小越显著。

（二）精神分裂症

　　核磁共振成像技术发现精神分裂症患者的前扣带回、额叶、脑岛、丘脑、中央后回、内侧颞叶灰质体积缩小，脑室和透明中隔腔体积增大，胼胝体体积缩小。

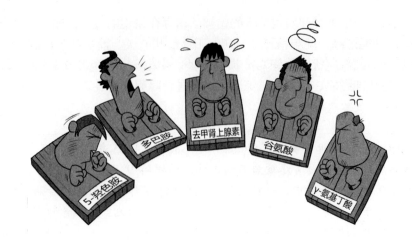

二、常见精神（心理）障碍的神经生化学机制

（一）心境障碍

心境障碍的神经生化学研究始于单胺氧化酶抑制剂（MAOIs）和三环类抗抑郁药（TCAs）的使用，MAOIs 抑制单胺氧化酶，可提高突触间隙的 5－羟色胺水平，从而改善抑郁情绪，TCAs 则阻断 5－羟色胺的再摄取而提高突触间隙 5－羟色胺的水平。近年来，普遍认为 5－羟色胺和去甲肾上腺素（NE）与心境障碍的关系最为密切。5－羟色胺的功能降低与抑郁症有关，而功能增高与躁狂发作有关。去甲肾上腺素合成受到抑制或者突触间隙的去甲肾上腺素耗竭也可导致抑郁症发作。

（二）焦虑症

研究发现焦虑障碍患者脑脊液、血液、尿液中的去甲肾上腺素代谢产物明显增加，而降低去甲肾上腺素功能活动的药物可乐定则可减轻焦虑症状，因此，推断去甲肾上腺素功能活动增强可导致焦虑的出现。后来人们发现除去甲肾上腺素，5－羟色胺、γ－氨基丁酸（GABA）以及多巴胺在焦虑症患者中同样起着一定的作用。

（三）强迫症

多数人认为，强迫症的发生与心理社会因素、个性基础有关，过分追求完美或遭遇重大精神刺激的人更容易得强迫症。然而，近年来有人发现，在强迫症患者的脑脊液和血浆中，5－羟色胺的代谢产物均显著低于对照组，由此推断 5－羟色胺功能不足是导致强迫症出现的生物生化机制。还有研究发现，儿童强迫症与 β 溶血性链球菌感染有关，可能的机制是链球菌感染后产生了自身抗体与基底节的蛋白相互作用，触发强迫症。

（四）精神分裂症

对精神分裂症的发病，目前多是从基因层面进行研究，认为精神分裂症是一种多基因位点的遗传性疾病。随着神经生化学、精神药理学等学科的迅速发展，神经影像学在临床研究中的应用，精神分裂症的神经生化机制越发清晰。最能取得一致认可的是多巴胺功能失调导致精神分裂症的阳性症状和阴性症状出现。抗精神病药的应用主要通过抑制中脑边缘系统过度活跃的多巴胺功能从而达到控制精神病性症状（阳性症状）的目的，而抑制了额叶皮质的多巴胺功能则会加重精神分裂症的阴性症状。

（五）应激相关障碍

应激相关障碍是一组心因性疾病，它的直接致病因素是应激性生活事件或不愉快的处境发生。超强的应激事件作用于高级神经活动，激活去甲肾上腺素功能。有人提出去甲肾上腺素活动的增强可能是创伤后应激障碍（PTSD）的闪回和惊恐体验的神经生化基础。在正常情况下，应激能够增加糖皮质激素的释放，激活糖皮质激素受体、抑制促肾上腺皮质激素释放因子（CRF）的释放，因此，可推测 CRF 拮抗剂可治疗 PTSD 的高警觉性症状。

（梁文靖）

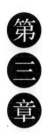

第三章

心理压力与应付

　　压力，如影随形地缠绕在我们的生活中。虽说有压力才有动力，但若面临的压力超出了个体的心理承受能力，就会出现心理失衡，引发抑郁、焦虑等心理问题，甚至精神障碍。

○第一节 心理压力概述

　　心理压力（psychological pressure），又称为心理刺激，是指来源于人的社会活动和精神生活中的刺激或问题，可引起机体发生生理生化改变和心理行为改变。

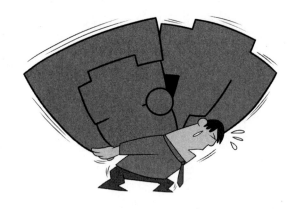

一、生理变化

　　心理压力引起机体发生的生理生化改变，是一种非特异性生理反应，动物和人类都可出现。主要表现为交感神经活动加强，作用是可最大地调动潜能应付危机。

　　当机体处在急性压力状态时，刺激被大脑中枢神经接收、加工和整合，被传递到下丘脑，交感神经－肾上腺髓质轴被激活，释放大量儿茶酚胺，引起肾上腺素和去甲肾上腺素大量分泌，使中枢兴奋性增高，导致躯体、内脏等功能改变，即非特异系统功能增高，而相对应的营养系统功能降低。结果，骨骼肌的兴奋导致躯体张力增强；交感神经的激活，会引起一系列内脏生理变化，如心率、心肌收缩力和心排血量增加，血压升高，瞳孔扩大，汗腺分泌增多，血液重新分配，脾脏缩小，皮肤和内脏血流量减少，心、脑和肌肉获得充足的血液，分解代谢加速，肝糖原分解，血糖升高，脂类分解加强，血中游离脂肪酸增多等，为机体适应和应对压力提供充足的功能和能量准备。但若压力过强或时间太久，也可造成副交感神经活动相对增强或紊乱，从而出现心率变缓、心排血量和血压下降、血糖降低、眩晕或休克等现象。（见图 3 -1）

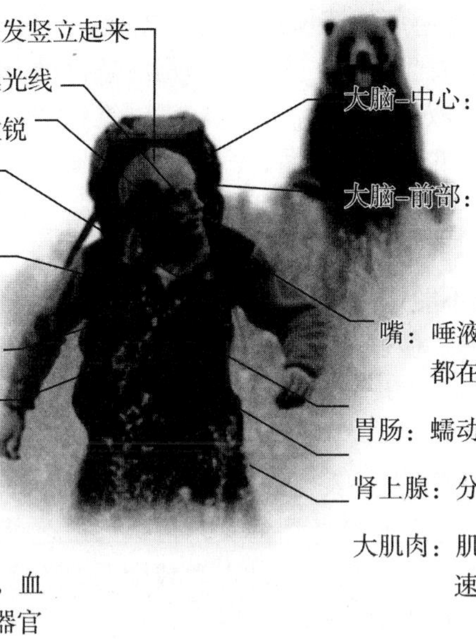

头皮：绷紧，使得毛发竖立起来

瞳孔：放大以便于收集光线

耳：听觉更加敏锐

心：心率加快，心输出量增加

血管：血压升高，凝血时间缩短

肺：呼吸频率加快

肝：肝糖原转化为葡萄糖，便于供能

肝腺：排汗增加，便于散热，保持体温

手和足：四肢末端冰冷，血液回流至重要器官

大脑-中心：杏仁核激活，触发应激情绪反应，如恐惧、愤怒

大脑-前部：额叶皮质受抑制（短期记忆和理性思维受抑制），有助于快速反应

嘴：唾液分泌减少，因为液体都在尽量向重要部位转移

胃肠：蠕动减慢甚至停止

肾上腺：分泌增加，产生应激反应

大肌肉：肌张力增加，因此力量和速度增加，但协调性下降

图 3-1 危急情况下，人体的生理反应（图片来自@医学美图）

1974 年，加拿大生理学家塞里（G. Selye）把压力的这种生理反应称为全身适应综合征，并将其分为 3 阶段：

1. 惊觉阶段。肾上腺素分泌增加，心率加快，体温和肌肉弹性降低，贫血，以及血糖水平和胃酸度暂时性增加，严重可导致休克。

2. 阻抗阶段。惊觉阶段症状的消失，身体动员许多保护系统去抵抗导致危急的动因，此时全身代谢水平提高，肝脏大量释放血糖。如时间过长，可使体内糖的储存大量消耗，以及下丘脑、脑垂体和肾上腺系统活动过度，会给内脏带来物理性损伤，出现胃溃疡等症状。

3. 衰竭阶段。体内的各种储存几乎耗竭，处于危机状态，可导致重病或死亡。

二、心理行为改变

压力引起的心理反应大体可分为警觉性改变、情绪反应、自我心理防御反应及行为改变，互相有密切的联系。

（一）警觉性改变

压力出现时，机体大脑接收信息后，大脑的网状结构会兴奋性增高，从而增强心理上的警觉性和敏感性，使机体能够评估和应对压力。

（二）情绪反应

情绪反应主要表现为焦虑、恐惧、愤怒、抑郁等。

1. 焦虑是最普遍的反应，是人们预期将要发生危险或不良后果时所表现出的紧张、恐惧和担心等情绪。适度的焦虑可以提高人的警觉水平，促使人们以适当的方式应对应激源。过度的焦虑则会妨碍人们做出恰当的判断和决定。

2. 恐惧是企图摆脱、逃避危险情境时的情绪体验。轻度的恐惧有积极意义，如走山崖的羊肠小道，因害怕发生意外，人们会特别注意行动安全。严重的恐惧有消极意义，因过度的恐惧无法采取有效行动。古代学者阿维森纳曾进行压力情绪实验：把一胎生的两只羊羔放在不同的环境中生活：一只小羊羔随羊群在水草地快乐生活；而另一只羊羔旁拴了一只狼，它总是能感受到野兽的威胁，在极度恐惧下，吃不下东西，不久就死去了。

3. 愤怒是目的和愿望不能达到，紧张积累所产生的情绪体验。愤怒时的变化具有攻击性，有助于克服障碍。但过度愤怒会丧失理智，无法自控而导致不良后果，尤其是对心身健康不利。有研究发现，易愤怒的心肌梗死患者比情绪平衡的，死于心肌梗死的可能性高 3 倍。

4. 抑郁是指负性情绪的增强，表现为悲观、失望、孤独、寂寞、厌世等综合性消极情绪。引起抑郁的压力多是在个体评估后，自认为缺乏应对能力，而对前途丧失信心，放弃行动。这从积极的意义来看，是人类减少无效的努力，避免资源浪费；从消极意义来看，就成了习得性无助。

（三）自我心理防御反应及行为改变

自我心理防御反应有合理化、压抑、投身、倒退、升华、否认、补偿、抵消等，心理防御机制仅仅是一种自我欺骗，但它起到了暂时解除痛苦和不安的作用。

行为反应主要包括逃避与回避、退化与依赖、敌对与攻击、无助与自怜、物质滥用等。按应对方式可分为问题应对和情绪应对两类，问题应对多见于当事人自认为能改变个人所面临的处境或挑战；情绪应对多见于当事人自认为无力改变具有威胁性的环境，从而承受巨大的心理压力，处于习得性无助状态。大多数人在不同时机兼用问题应对和情绪应对两种不同的应对方式。

1975 年，心理学家塞里格曼（Seligman）进行了以人为受试者的习得性无助实验。他把大学生分为三组：让第一组学生听一种噪声，并告知这组学生无论如何也不能使噪声停止。第二组学生也听这种噪声，但告知他们通过努力可以使噪声停止。第三组是对照，受试者听不到噪声。受试者在各自的条件下进行一段时间的实验之后，即进行另外的实验：手指穿梭箱实验。实验中，当受试者把手指放在穿梭箱的一侧时，就会听到强烈的噪声，放在另一侧时，就听不到噪声。实验发现，在原来的实验中，能通过努力使噪声停止的第二组受试者，以及未听噪声的第三组对照组受试者，他们在新的实验中，学会了把手指移到箱子的另一边，使噪声停止；而原来的第一组受试者，也就是说在原来的实验中无论怎样努力，不能使噪声停止的受试者，他们的手指始终停留在原处，任刺耳的噪声响下去，也不把手指移到箱子的另一侧。这种状况就是习得性无助，是情感、认知和行为上表现出消极的特殊的心理状态。

◉ 第二节 心理压力的影响因素

人们对压力的感受性有很大差异，主要的影响因素可以归结为：

一、刺激的强度与数量

不同的人对压力的感受性不同，人们只能对强度在一定范围内的压力发生反应，随着刺激的强度增大，压力感觉也加强，但在强度超过某种限度时，它又会破坏机体的正常活动。例如，遗失了 10 元和遗失了 10 万元的刺激强度大小是不一样的：遗失 10 元刺激强度较小，不一定引发机体的压力感；而遗失 10 万元的刺激强度较大，很可能引发机体的压力感。

压力按照强度可分为单一性压力、叠加性压力和破坏性压力（见表 3 −1）。

1. 单一性压力：在生活的某段时间内，经历着某一事件并努力去适应，而且其强度不足以使机体崩溃，这种压力为单一性压力。经历过各种此类压力而未被击垮的人，能积累适应压力的经验。从小处境困难，成年后，更能吃苦耐劳，应对各种压力的能力较强。单一性压力包括：升学考试、完成困难的任务、遭遇从未经历的事情、恋爱、婚姻、就业、失业、亲人亡故、迁居等。

2. 叠加性压力：极为严重和难以应对的压力，能给人造成很大的危害。可分为两类：一是同时性叠加压力，二是继时性叠加压力。"四面楚歌"指的就是同时性叠加压力，而"祸不单行"就是继时性叠加压力。

3. 破坏性压力：又称极端压力，指战争、大地震、空难、遭受攻击、被绑架、被强暴等。经历极端压力之后，心理症状是多方面的。

表 3 −1　按照强度分类的压力

名称	强度	数量	对机体的影响
单一性压力	一般	单个	大多可适应，并积累经验，承受力增强
叠加性压力	不确定	多个，同时或相继出现	对机体危害极大
破坏性压力	极端	单个	对机体危害极大

二、当事人当时的机能状态

对压力的感受能力与机体当时的身体状况密切相关，人们往往在健康状况欠佳和特殊的生理时期对压力的承受能力会下降。如在罹患疾病的状况下，女性在围绝经期、月经期、怀孕分娩哺乳期，有可能对外界的刺激较为敏感，反应较大。

三、能否引起当事人的情绪反应

同样的刺激，当事人是否感受到压力和感受的压力强度，与当事人对刺激的态度、刺激能否引起当事人的情绪反应密切相关。2016 年 8 月 19 日，18 岁的山东临沂罗庄女孩徐玉玉，接到了一通诈骗电话。即将踏入大学的她被骗走上大学的费用 9900 元，这近 1 万元是全家人好不容易攒到的。在报警回家的路上，因愤懑不过，备受打击的徐玉玉突然心脏骤停，死在了父亲的三轮车上。失去 1 万元学费的徐玉玉备受打击以致心源性猝死，但来自澳大利亚的一名 30 岁男子 Jesse Sunset 同样失去了 1 万元（美元）却认为有趣。Jesse Sunset 在网络上发布视频，他手拿一叠 1 万美元的现金，用打火机点燃焚烧，他称自己有的是钱，烧一叠美钞对于他来说并不算什么。

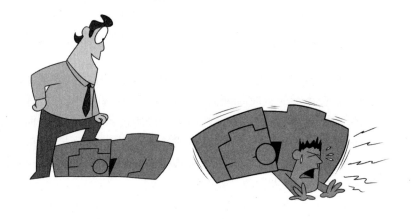

四、当事人对刺激的态度影响因素

1. 性格。不同性格特征的人对压力的感受是不同的。4 个性格不同的人，兴致勃勃地去看好不容易弄到票的音乐会，到达音乐厅时已经迟到，被工作人员拦着不让入场，要求中场休息时再进入。性格强而不均衡（即外向冲动不灵活）的人，可能就会很生气，继而与工作人员发生冲突，甚至大打出手；此时，性格强而均衡（即外向灵活）的迟到者，正在到处看看哪里有可乘之机能溜进音乐厅；而性格弱而均衡（即内向而情绪稳定）的迟到者会静静地站于一旁等待中场休息的到来；性格弱而不均衡（即内向而情绪不稳定）的迟到者，十分自责，然后唉声叹气地离开。

2. 准备状态。对面临的压力事件是否有心理准备会影响压力的感受。心理学家曾对三组观看交通生产安全事故影片的大学生做实验。观看前向第一组讲明影片是电影，里面血淋淋的场景是虚假的道具和布景，他们对影片有了心理准备，所以将影片带来的冲击视为虚假的电影场景并坦然接受；对第二组不做特别介绍，大学生们对影片一无所知，结果电影的血腥恐怖场景让他们害怕恐慌；第三组在观看前被告知影片是关于交通和安全事故的，虽然里面的血腥恐怖场景很可怕，但只要我们日后注意防范就不会遇上此类问题，所以他们观看影片时虽有些不安，但并没有出现恐慌。因此，应对压力时有准备也是减轻伤害的重要因素。

3. 认知评估。认知评估在压力感受中有着重要作用。同样的压力，有些人苦不堪言，而另一些人却坦然接受，这与认知评估有关。有则广为流传的故事很好地解读了认知评估对压力感受的影响。有一位老奶奶，有两个儿子，大儿卖雨伞，小儿卖布鞋。下雨天，老奶奶就发愁小儿的布鞋卖不出。天晴了，太阳出来了，老奶奶又发愁没有人买大儿的伞。老奶奶总是愁眉不展，吃不下饭，睡不好觉。邻居见此便对她说："老奶奶，你好福气呀！一到雨天，你大儿的雨伞就卖得特别好；天晴，你小儿布鞋特别畅销。不管晴天还是雨天，您的儿子都有生意，太让人羡慕了！"老奶奶仔细一想：对！从此，老奶奶不再发愁。

机体面对压力，在实际压力来临前会先辨认和评价压力。如果对压力的威胁性估计过高，对自己的应对能力估计过低，反应就会较大。压力的认知评估分为两个阶段：初步评估是评定压力的严重性，二级评估是评估处理压力的可能性。如果压力严重，又缺乏应付的资源，就会出现持续性的紧张状态。

4. 经验。面对同一事件，经验影响人们对压力的感受性。有学者对两组跳伞员进行调查发现：有多次跳伞经验的人恐惧感小，还会自觉地控制情绪；无跳伞经验的人恐惧感强，而且越近起跳越害怕。相似的是，一帆风顺的人一旦遇到打击就会惊慌失措，不知如何应付；而人生较坎坷的人，同样的打击不会引起重大伤害。也就是说，增加经验能增强应对压力的能力。"家有一老，如有一宝"的谚语，就是指老人经历多，见识广，有丰富的经验，有助于应对各种压力。我们对地震伤员的研究中也发现，老人可能因为经验丰富，所以抵御地震所带来的心理伤害和冲击的能力更强一些。

5. 小环境。小环境主要指工作单位或学校及家庭。小环境稳定和谐，有利于人们应对各种压力，使得身心健康。

第三节　心理压力的来源

社会发展也造就了压力的剧增，压力的来源也是多方面的，常见的主要有：

一、恋爱与婚姻问题

单相思、暗恋、失恋、异地恋、多角恋等恋爱问题，都是压力来源，正在"正常"进行的恋爱也可以是压力来源。

恋爱双方并不一定是经过深入了解之后才恋爱的，他们有可能是因为寂寞，有可能是被外表吸引，经过一段时间的相处之后，可能会暴露出更多的缺点，发现两人根本不合适，常发生冲突，这就是恋爱的压力之一。此外，恋爱中维持感情需要浪漫，浪漫是需要经济支撑的；情侣也要送礼物来表明心意，礼物是需要金钱支付的，经济压力就会成为恋爱压力。同时，恋爱是需要时间来滋润的，为此可能会影响学习、工作和人际关系的维系，时间的分配也会成为恋爱的压力。还有一种恋爱压力来自家庭，较典型的就是家人对其交往对象不太满意。

恋爱问题相关压力很大一部分来自失恋。失恋并不是什么新鲜事，失恋带来的悲伤、痛苦、绝望、忧郁、焦虑、虚无等情绪常使当事人受到伤害。

被催婚、结婚、离婚、丧偶、再婚、怀孕、流产、不孕不育、生育、婚外情等婚姻问题，也都是压力来源。2018 年出版的青年蓝皮书《中国青年发展报告 No. 3：阶层分化中的联姻》指出：催婚、逼婚是中国父母的一大特色，47.27% 的青年的结婚压力来源是父母，这也是结婚压力的首要来源。该书提到，在调查中发现：父母对儿女婚姻影响大，性格不合、"三观"不合是离婚主因。此研究还发现：无论是关系未定的未婚情侣，还是已婚夫妻，双方在出生地、户口、教育背景、职业、家庭经济条件等方面都具有较高的同质性，可能人的价值观形成是家庭社会经济地位综合作用的结果，是以家庭条件、教育背景等为基础的，"门当户对"更可能具有相似的人生观、价值观。

二、家庭问题

充满支持的家庭生活，对抵御外界压力是强有力的助力。然而，小小的家庭中常充满着压力源，如教育孩子的压力、与长辈对生活琐事的分歧、经济压力、家人患病需要照顾等。我国最常见的家庭矛盾常常来自婆媳关系问题。

三、人事关系

人事关系常常是压力源，生活中的各种变动常伴随着人事关系的变化，常见的职场人事矛盾包括新入职的员工会感到很难融入老员工的圈子，在获得晋升或被上司赋予明显的信任后被原来的同级甚至职场好友疏远，不愿意加入上司的利益小团体而被排挤，被夹在不同领导之间左右为难，来自下属的伤害或威胁等。学生在学校遇到的同学矛盾、与老师的关系问题等也与职场类似。

四、工作中的问题

工作中的压力主要来自对工作不满意、工作量多，或对工作要求高，尤其当得到的报酬与个人的付出不成比例时，个人更容易觉得不公平，压力感也相对增加。人际关系不良也是导致工作压力的另一要素。所以，选择自己感兴趣的工作是减少工作压力的重要手段。工作中不断进入的新同事，也会让人感到压力重重。晋升不顺利、被解雇、退休、工作调动等都是常见的工作压力来源。

五、意外事件

人生不同阶段经历各种不同的变迁，生活中常有突发事件让人们措手不及，如配偶、亲人突然罹患重病或死亡，牢狱之灾，各种突发天灾，交通事故，甚至战争等突发意外事件，这些严重的压力，都会对人造成强烈冲击。

六、非现实性想象性心理刺激

多数指人们过度敏感多疑，把现实中不存在的或微小的刺激压力当作假想敌，如怀疑蚊子包是皮肤癌，同事间无意的玩笑当作同事嫉妒他，而惶惶不可终日。

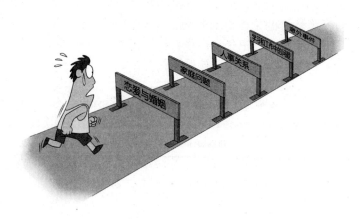

第四节　心理压力的定量研究

不同的生活事件引起的精神压力大小不一，丢失一件衣物与经历一场灾难是不能等同的。人们相信，每种生活事件理应具有其"客观"的刺激强度。学者们也努力地寻找量化各种刺激的方法。1967 年，美国学者霍尔姆斯（T. H. Holmes）和雷赫（R. H. Rahe）对 5000 多人进行生活事件（造成人们生活变化，并要适应和应付的社会生活情境和事件）对健康影响的调查研究。研究把美国人生活中常见的 43 项生活事件列成表，把每项生活事件引起生活变化的程度或再适应所需努力的大小，定义为生活变化单位（life change unit，LCU），反映心理压力的强度。研究者认为，丧偶是让当事人生活变化程度最大的，规定丧偶的生活变化单位为 100。其他生活事件的LCU，每位被调查者参照前述标准自评，最后获得了 43 项生活事件自评的"生活变化单位平均值"，编制了 43 项生活事件及相应的生活变化单位的量表，称为社会再适应评定量表（SRRS，见表 3 -2）。霍尔姆斯对经历不同事件的人进行多年的追踪随访，发现生活事件与 10 年内的重大健康变化有关。如果在一年中，个体的 LCU 低于 150 单位，可以预计该个体来年没有重大的健康问题；若 LCU 为 150 ～ 199 单位，来年有轻微的健康风险（1/3 的可能性患病）；若 LCU 为 200 ～ 299 单位，来年有中度的健康风险，发生疾病的概率增高为 1/2；如果 LCU 超过 299 单位，第二年有严重的健康风险，患病的可能性达 70%。所患疾病主要为各种心身疾病和意外事件所致损伤：如心肌梗死、心脏病猝死、运动损伤、工伤事故、糖尿病、高血压等。

我国于 20 世纪 80 年代初引进 SRRS，使用者们根据我国的实际情况对生活事件的某些条目进行了修订或增删，包括张明园等 1987 年编制的"生活事件量表"，刘贤臣等 1987 年编制的"青少年生活事件量表"，杨德森和张亚林等 1986 年编制的"生活事件量表"。这些量表有的将百分制改为十分制，有的沿用霍尔姆斯的记分方法。而杨德森教授等修订的量表最有特色，使用最为广泛，该量表按事件的影响程度、持续时间、发生次数进行记分，还强调根据受测者的主观感受对生活事件做定性和定量评定，并对正性和负性生活事件做了区分。

表 3-2 社会再适应评定量表（SRRS）

（作答说明：仔细阅读下列每一事件在次数字段内写下去年经历这事件的次数，再把该项压力指数的相乘积写在生活压力分数栏内，最后将各项的分数相加即去年一年的生活压力总分。）

生活事件	压力指数	去年经历次数	分数
1. 配偶死亡	100 ×	=	
2. 离婚	73 ×	=	
3. 分居	65 ×	=	
4. 入狱	63 ×	=	
5. 亲人死亡	63 ×	=	
6. 自己受伤或生病	53 ×	=	
7. 结婚	50 ×	=	
8. 被开除	47 ×	=	
9. 婚姻复合	45 ×	=	
10. 退休	45 ×	=	
11. 家人健康或行为状况改变	44 ×	=	
12. 怀孕	40 ×	=	
13. 性方面的困难	39 ×	=	
14. 家庭增加新成员（如：出生、继养或奉养老人等）	39 ×	=	
15. 工作上的调适（如：搬迁、公司重组、公司破产等）	39 ×	=	
16. 经济状况改变（如：大赚或大赔等）	38 ×	=	
17. 好友死亡	37 ×	=	
18. 职业改变	36 ×	=	

续上表

生活事件	压力指数	去年经历次数	分数
19. 和配偶争执的次数改变（如：为了子女管教方法、个人的生活习惯等）	35 ×	=	
20. 贷款或抵押超过三十万元（如：房屋贷款或生意周转等）	31 ×	=	
21. 丧失抵押物赎取权	30 ×	=	
22. 工作职务的改变	29 ×	=	
23. 子女离家（如：结婚、念大学等）	29 ×	=	
24. 姻亲间的纠纷	29 ×	=	
25. 个人有杰出的成就	28 ×	=	
26. 配偶开始或停止工作	26 ×	=	
27. 开始或停止上学	26 ×	=	
28. 居住环境改变（如：住新房子、邻居搬走等）	25 ×	=	
29. 个人习惯改变（如：衣着、态度等）	24 ×	=	
30. 与上司有纠纷	23 ×	=	
31. 工作时间或状况改变	20 ×	=	
32. 搬家	20 ×	=	
33. 转学	20 ×	=	
34. 改变休闲生活方式	19 ×	=	
35. 宗教活动改变（如：增加或减少参加次数）	19 ×	=	
36. 社交活动改变（如：参加俱乐部或去电影院看电影等）	18 ×	=	
37. 贷款或抵押三十万元以内（如：买电视、冰箱等）	17 ×	=	
38. 睡眠习惯改变（如：变多或变少，或改成白天睡觉等）	16 ×	=	
39. 家人相聚次数改变（如：变多或变少）	15 ×	=	
40. 饮食习惯改变	15 ×	=	
41. 休假或度假	13 ×	=	
42. 圣诞节	12 ×	=	
43. 轻度违法（如：交通违规、扰乱安宁等）	11 ×	=	
生活压力总分：			

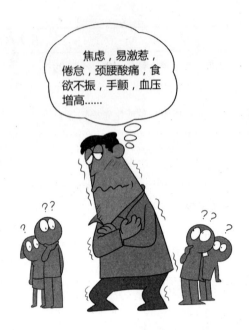

第五节 心理紧张

一、心理紧张概述

心理紧张是指在接受刺激，特别是心理刺激后出现的特殊的心理状态，不利于心身健康的维持，多表现为一系列的生理与心理变化。

常见的心理变化包括：

1. 感知觉：敏感。

2. 思维：杂乱，词不达意。

3. 注意力：难以集中，广度下降。

4. 情感：易激惹，无名的焦虑和担心，表情不自然。

5. 意志行为：做事轻率，社会活动减少，小动作增多，讲话口吃，不断吸烟，易发生工伤或交通事故。

常见的生理变化有：

1. 全身：倦怠，头部胀痛，颈腰酸痛。

2. 泌尿系统：尿意频频。

3. 消化系统：食欲不振，临时要解大便。

4．心血管系统：心跳加快，血压增高。

5．生殖内分泌系统：月经不调，新陈代谢率增高。

6．神经精神系统：不能入睡，手颤，面部肌肉抽搐，出现神经症症状、心身疾病甚至精神障碍。

二、引起心理紧张的原因

引发心理紧张的原因多为面临严重的心理压力，如：

1．威胁生命安全，严重有损个人利益的客观情景。

2．社会要求或个人愿望超出了本身能力限度的范围，理想破灭或事业失败。

3．行为与动机之间的矛盾造成内心剧烈冲突。

心理刺激可导致心理紧张，而非心理刺激也可引起心理紧张，如长期存在的某些频率的噪声。

三、心理紧张的致病因素

（一）心理紧张致病的中介机制

中枢神经系统，神经内分泌系统与免疫系统之间有着复杂的相互作用，形成调节反馈网络，共同维持机体的平衡。压力主要通过影响这几个系统而导致疾病的发生。

1．中枢神经系统。压力源信息进入大脑，激活神经元，引起不同形式的、与刺激源相关的神经活动，而神经活动信息的传递则由神经突触间的神经递质来完成（包括肾上腺素、去甲肾上腺素、多巴胺、5－羟色胺等单胺物质）。同时，第二信使促磷酸化过程也参与应激的调节。心理压力反应过程中产生并循环在体液中的一些激素，能作用于神经细胞，改变基因表达，甚至引起脑损害。

此外，压力状态的情绪变化反过来通过中枢神经系统影响各系统、各器官的功能状态。很多研究表明，引起愤怒、恐惧与焦虑、抑郁等情绪反应的事情，可引起神经功能失调，交感神经功能兴奋，导致心率加快、血压升高、血糖升高、胃肠功能紊乱、头痛、腰背痛、唾液分泌减少、呼吸加深、尿频等。

交感与副交感神经并非一定是互相对抗的。例如，强烈的恐惧既引起交感神经兴奋，表现为心跳加快、血压升高，同时也可伴随大汗、不能自控的大小便的排空活动等副交感兴奋症状。

2．神经内分泌在压力状态下，促肾上腺皮质激素释放因子（CRF）、血管紧张素、缩宫素等分泌增加，引起垂体前叶的促肾上腺皮质激素（ACTH）分泌增加，进而造成肾上腺皮质分泌增加。而垂体除释放 ACTH 以外，还有生长激素、泌乳素、促甲状腺素、内啡肽等，一些代谢性内分泌激素（胰岛素、胰高糖素）也参与应激过程。

3．神经免疫。实验证实，持续心理压力可引起多种免疫指标变化，并引起肝、脾、甲状腺等器官功能变化。持续的心理压力还可能引起抗体水平、细胞免疫活性物质和淋巴细胞数量的变化，导致免疫功能下降。

心理紧张的致病，常常是因为压力过强、过多或持续时间过长，导致上述中介机制失衡，致使心理紧张持续而引发疾病。

（二）心理紧张的化解系统

社会支持等外界的帮助和机体恰当的认知评价可以化解心理紧张，但不良的认知又会加重心理紧张。化解系统与心理压力的关系如图3-2。

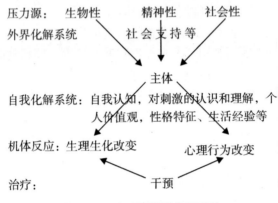

图3-2　心理紧张的化解系统

四、心理紧张所致的疾病

心理紧张引发的疾病包括：

1. 情绪、行为问题。心理紧张可引发恐惧、痛苦、焦虑、抑郁等情绪问题和酗酒、赌博、自杀、吸毒等行为问题。

2. 心身疾病。心理紧张可引发高血压、糖尿病、冠心病等心身疾病。

3. 精神障碍。心理紧张可引发焦虑障碍、精神分裂症、抑郁症、应激相关障碍等精神疾病。

4. 意外事故。心理紧张可引发交通意外、生产安全事故、运动外伤等。

五、适当的压力有利于心身健康

压力是客观存在的，人离不开刺激，适当的刺激和心理压力，有助于维持人的生理、心理和社会功能。缺乏环境刺激会损害人的心身功能，适度的心理压力可以消除厌烦情绪，激励人们投入行动，克服困难。

20世纪50年代，美国心理学家赫布首创了刺激剥夺实验：请被试者躺在柔软的床上，戴上半透明的眼镜、手套、硬纸板做的护腕，除上厕所，都躺在床上。房间面积很小，墙壁隔音，一盏灯提供照明，空调和电扇的马达声交织在一起构成掩蔽噪声。被试者只能看到一片模糊的白光，看不到任何有形的物体，只能听到永远没有任何变化的噪声，没有触觉，没有温度变化的感觉。被试者处在一个所有的感觉刺激被严格控制缺乏变化的环境中。实验开始不久，有被试者就产生视幻觉，很快，他们就分不清方向，没有时间感，不能集中精力想任何事，出现了许多心理症状，包括明显的沮丧、发怒、厌烦情绪。两三天以后，大多数被试者无法继续忍受而终止实验。结果证明缺乏刺激会损害正常的心理功能。刺激剥夺研究证明，感官刺激的丰富性、多样性和适度性，对于维持正常的心理功能是必不可少的。

第六节 心理紧张的摆脱方法

　　心理紧张状态不但影响人们的工作和生活，也会给健康造成威胁，不同的人采用不同的方法来应对心理紧张。这些方法可以分为向内和向外的方法，向内的方法的特点为抑制而被动的，而向外的方法的特点是活跃而主动的。还可以将摆脱心理紧张的方法分为合理的和不合理的。

一、合理的向内的方法

（一）自我镇静，超然摆脱

　　当情绪即将爆发时，可用意识控制自己，提醒自己保持理性，还可进行自我暗示"别发火，发火会伤身体"，一般都能控制。当追求某项目标而达不到时，为了减轻失望痛苦，可以找一个理由来安慰自己，就如狐狸吃不到葡萄说葡萄酸一样。这不是自欺欺人，作为缓解情绪的方法，是很有好处的。还可以自我鼓励，用某些名言安慰自己，鼓励自己同痛苦、逆境做斗争，会使情绪好转。

（二）休息、睡眠

　　美国疾病管理预防中心调查发现，充足的睡眠不仅有益美容，也能改善健康状态，减轻心理压力。克瑞顿大学心理研究所的研究报告指出：有慢性心理压力的人，睡眠时间短浅；而睡眠不足的人，更容易有压力。为此，早睡，生活规律，保证充足的睡眠时间，是减轻心理压力的好办法。

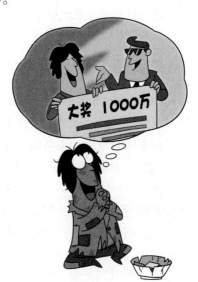

（三）幻想、白日梦

　　白日梦是心理学名词，也就是俗语所说的不切实际的幻想。白日梦是人的本能的休息和放松机制。在心理压力大时幻想美好的事情，可以减轻压力，还可以推动人们追求某种目标。

（四）冥想、放松

　　冥想是放松身心和释放压力最简单和方便的方法，可以在任何时间任何地点，静静地坐下来，并专注于某件事情，或专注地呼吸就可以了。每天只需要花费 5 分钟来冥想，就可以释放大多数的压力，让人们不会被沉重的负担淹没。

二、不合理的向内的方法

（一）自我麻醉

猛吸烟、酗酒、服镇静药是人们常见的应对压力的方法，有些人甚至使用毒品等违禁品来自我麻醉。

（二）转换为躯体症状

在创伤性压力或持续的心理紧张状态下时，不少人会出现各种躯体症状，中国女性较欧美女性出现这种情况更多："当我要加班时，我就会感觉压力很大，甚至每周五晚我都会腹泻数小时。不论那天吃了什么，只要一回到家就会腹泻，我发现我的情绪和腹泻有紧密的联系。""当我长时间压力过大时，比如几周或更长的时间，我会出现剧烈的胃痛、胃灼热，甚至严重到住院。有一次我住院住了 5 天，做了各种检查，医生说是神经性胃炎，我的症状和创伤后应激障碍有关。""我进食出现问题，食欲减退。我在饭前或饭后会感到恶心，甚至无法想象吃东西的画面。一开始的痛苦和负性情绪消失后就会被暴饮暴食替代。"这些消化道症状很常见，其他如心血管症状、各种疼痛、抽搐、出汗、肌肉跳动等症状也不少见。

（三）信仰宗教与神佛

不少人在感受到心理压力后，会寻求宗教信仰，甚至迷信起来。很多精神（心理）科医生都曾见过罹患精神（心理）障碍的患者去进行迷信活动，甚至按照"神婆"的要求服用诸如"符水""香炉灰"等各种奇怪的东西。

（四）自我伤害，或自杀轻生

通过自我伤害来表达和处理压力，听起来有点违反常识，但在现实中并不少见，特别是在有情绪问题的青少年中更为常见。

三、合理的向外的方法

（一）发愤读书，拼命工作

有意识地通过读书和工作来转移分散注意力，是可以让压力有所缓解的。同时，读书和工作的成绩，也有助于我们增加自信和快乐。

（二）参与文娱活动或热心社会事务运动

参与文娱活动或热心社会事务运动也是通过转移注意力减轻压力的方式之一。听音乐有助于缓解压力，如果会弹钢琴、吉他或其他乐器，演奏一曲也是减轻压力的良好方式。阅读书报可以说是最简单、消费最低的放松方式，既有助于缓解压力，又可增加知识与乐趣。文娱活动还包括下棋、打牌、绘画、钓鱼等，从事喜欢的活动时，压力会逐渐得到平衡。

热心公益，做好事，内心得到安慰，感到踏实；别人的赞同，使自己得到鼓励，心情就会愉快起来。

（三）运动

运动能减少皮质醇的分泌，有助于缓解压力。皮质醇是人在感受到压力时，分泌的一种激素，积累后对身体健康有不良影响。此外，运动还能刺激大脑分泌内啡肽，这种神经递质能令人产生快感，放松心情。各种有氧运动对缓解压力非常有帮助，美国疾病管理预防中心推荐一周最少有两天做一次全身运动，或每周进行两个半小时的快走等有氧运动。为降低难度，也可以将快走运动分时间段进行，比如一周 5 天，每天快走 3 次，每次 10 分钟。

（四）发笑、幽默、自我解嘲

开怀大笑有助于缓解压力。美国学者研究发现，参试者看了喜剧片后，皮质醇以及肾上腺素的分泌减少，内啡肽的分泌增加。

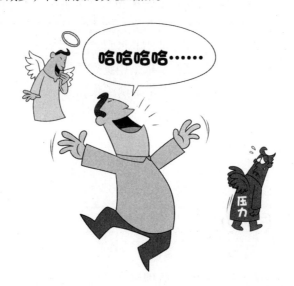

哈哈哈哈……

（五）向亲朋好友倾诉

遇到压力，可以向知心朋友或亲人诉说或大哭一场。这种发泄可以释放内心郁积的不良情绪，有益于保持身心健康，但发泄的对象、地点、场合和方法要适当，避免伤害别人。

四、不合理的向外的方法

归咎客观，责怪别人，怨天尤人，摆脱责任，甚至蛮干，一意孤行。生活中很多人常常通过抱怨，甚至打骂他人来缓解自身的压力，从而伤害了身边的亲人、朋友甚至陌生人。

2003 年 12 月，发生在四川省资阳市乐至县的惨案，就是压力下，迁怒于人而杀人的典型例子。

凶手倪志伟出生在农家，父亲在外帮人做家具挣钱，母亲在家料理家务。他从小就聪明过人，学习成绩名列前茅，不少老师断言未来有大出息。他学习刻苦，梦想出人头地，但高考发挥得不理想，仅上大专线。无奈之下，他只好复读，但复读一个月后他就回家，他以课程全都是已经学过的，回家复习还可以节约点钱为由不再到学校去了。他感到压力越来越沉重，整天把自己关在家里，连门都不出，也不爱说话。当年冬季，他想到当兵是不错的出路：凭着1.75米的个头，高中文凭，到了部队，可能会有所作为。就在倪志伟报了名并初检合格的时候，发生了一件不愉快的事情。有人到他家中，说有村民的手机和几十元钱不见了，问他拿了没有。他的父母为了给他"讨个清白"，就带着他去"理论"，发现原来是他婶娘说是他拿的。他的婶娘与他母亲是亲妯娌，两妯娌多年来因各种琐事积怨甚深。母亲为给他讨个清白，和素来语言刻薄的婶娘大吵起来，吵骂中婶娘用尽恶毒语言辱骂他一辈子也没有出头之日，还诅咒他当不了兵，就算当上了，她也要把他"夺"下来。吵架后，母亲很是伤心，这一切也深深地刺痛了倪志伟，他自责高考时不争气，而今落到被婶娘瞧不起的地步，他发誓当兵后，一定要拼命上进，为父母争光！然而征兵最终审核时，倪志伟被刷了下来。当兵梦破灭了，他怀疑是婶娘在他当兵的问题上"下了药"，进而决定杀害婶娘。数日后，倪志伟趁婶娘不备，藏在婶娘家中把她杀害，离开的路上碰到了放学归来的13岁初中生倪全军，因怕暴露，随即骗杀了倪全军。尽管倪志伟逃亡后自首，但最后仍被判处了死刑。

● 第七节 童年创伤

　　童年的成长环境会对日后的心理、生理健康产生持久影响，家庭暴力、创伤等童年不良经历常常会让孩子偏离幸福健康的轨道。研究发现：在童年期遭遇不顺，可能改变大脑结构，干扰压力应激系统的平衡。此外，童年不良成长环境可能会增加成年后抽烟、饮酒等健康风险行为，进而对健康造成影响。

　　童年创伤并非孤立事件，而与若干精神（心理）问题相关，包括多种精神障碍，

如双相障碍、创伤后应激障碍、抑郁障碍、物质滥用等。童年创伤还影响多种与心理因素密切相关的心身疾病，如肥胖、心血管疾病、哮喘、胃溃疡、偏头痛、关节炎、糖尿病等。

法国研究者克里斯蒂娜·芭伯扎·索黎斯（Cristina Barboza Solís）及其同事共收集了1958年某一周内出生的9377名英国公民从出生到44岁的数据，研究童年创伤对人的心身健康的影响。

童年不良经历数据则来源于参与者7岁、11岁、16岁时父母或老师回答的问卷。这些童年不良经历可分为6类：

1. 被收养或受到其他公共/资源照顾。
2. 营养不良或不卫生等生理忽视。
3. 家庭成员或孩子自己进过监狱或被监视。
4. 父母离异或分居。
5. 家庭成员罹患精神障碍。
6. 家庭成员有酒精滥用问题。

克里斯蒂娜使用适应负荷（allostatic load）测量中年身体劳损状况。它像年轮一样，能反映身体与环境的相互作用。环境适宜时，身体的损耗就少；而环境条件恶劣时，身体就需要消耗更多的能量，以维持内在环境的稳定，损耗也就会相应增加。适应负荷的数据来自参与者44岁时的14个生理指标，这些生理指标与身体应激水平有关，涵盖4个与压力相关的生理系统，分别是：神经内分泌系统（如唾液中皮质醇）、免疫和应激系统（如胰岛素样生长激素）、代谢系统（如高密度脂蛋白），以及心血管和呼吸系统（如收缩压）。

研究表明，童年不良经历确实能预测一个人44岁时的身体劳损状况——不良经历越多，劳损状况越严重，这种情况在女性身上表现得尤为明显。但同时发现，童年不良经历对适应负荷的影响，主要是通过健康行为和社会经济变量发挥作用的。克里斯蒂娜选取23岁作为成年早期健康行为的取样点，选取33岁（大多数人此时婚姻、工作状况已日趋稳定）作为社会经济因素的取样点。结果发现，无论对男性还是女性来说，童年不良经历都是通过影响人在23岁时的健康行为（如吸烟、饮酒、运动）和33岁时的社会经济地位（如家庭财富、社会地位、婚姻状况）来影响适应负荷的。在控制健康行为和社会经济因素后，童年不良经历对适应负荷就没有显著影响了。有趣的是：对女性来说，23岁时的身体质量指数（body mass-index，简称BMI）是一个重要的预测中年身体劳损状况指标。另外，还发现人在33岁时的社会财富（基于房价和房屋所有权的百分数）能显著减少适应负荷。同样，再次证实了婚姻对心身健康的保护作用：单身人群比已婚人群的适应负荷高。这是首个将童年经历和44岁时的生理状况联系起来的大样本纵向研究，揭示了童年不良经历如何通过成年初期的健康行为和而立之年的社会经济地位，影响中年的生理健康。

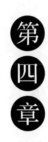

第四章

饮食与心理健康

● 第一节 食物的营养

常言道，民以食为天。任何人都不能不吃饭。营养素是食物中的营养成分，是一类对人体生长有益的物质。目前，我们已经知道的营养素有 40 多种，大体可分为六大类：碳水化合物、蛋白质、脂类、维生素、矿物质和水。其中，碳水化合物、脂类和蛋白质为三大产能营养素，需求量最大；维生素和矿物质属于微量营养素，却是人体必不可少的；水则是生命之源，需求量大，与三大产能营养素并称为常量营养素。近年，有学者将膳食纤维列为第七大营养素。

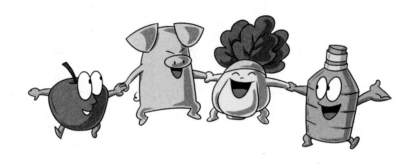

（一）碳水化合物

最基本的碳水化合物是葡萄糖，可以供给能量，参与机体细胞和组织的构成，调节血糖。碳水化合物是机体能量最主要、最经济的来源。我国人民的膳食中，碳水化合物提供了 60% ～ 70% 的能量，是人体能量的支柱、生命的燃料。

膳食中缺乏碳水化合物，将导致全身无力、疲乏。血糖含量降低会产生头晕、心悸、脑功能障碍，严重者会导致低血糖昏迷。当膳食中碳水化合物过多时，又会转化成脂肪贮存于体内，使人过于肥胖，导致高血脂、糖尿病等各类疾病的发生。

碳水化合物主要来源于植物性食物，如谷类、薯类、根茎类蔬菜、豆类、水果等。

（二）蛋白质

蛋白质主要由碳、氢、氧、氮 4 种元素组成，多数还含有硫和磷。蛋白质的基本成分是 22 种氨基酸。这 22 种氨基酸中有 8 种人体自身不能合成，只能从外界获取，称为必需氨基酸。

蛋白质的主要来源是动物性食物，如肉、蛋、奶。豆类及豆制品也含有较高的蛋白质，其中大豆含量最高。蛋白质不同于糖，不能在身体里储存，因而每日一定量蛋白质的摄取十分重要。

（三）脂类

脂类是人体需要的重要营养素之一，供给机体所需的能量、提供机体所需的必需脂肪酸，是人体细胞组织的组成成分。脂类包括油脂（甘油三酯）和类脂（磷脂、固醇类）。脂类是油、脂肪、类脂的总称。食物中的油脂主要是油、脂肪，一般把常温下是液体的称作油，而把常温下是固体的称作脂肪。

说起脂肪，人们往往会想到肥胖，其实这只是问题的一个方面。过量的脂肪摄入当然会产生肥胖，导致一些慢性病的发生，还会增加某些癌症的发生率。可是，如果人体缺乏脂肪，也会引起生长迟缓、生殖障碍、皮肤受损，导致肝脏、肾脏、神经和视觉等多方面的疾病。

供给动物性脂肪的食物主要有禽、畜肉及猪油、牛油、乳脂、蛋类及其制品。植物性脂肪主要来源于菜油、大豆油、花生油、葵花籽油等植物油及硬果类食品中，其特点是含有较多的不饱和脂肪酸。

（四）膳食纤维

20 世纪营养学最重要的发现之一就是膳食纤维对人体健康的意义。摄取适量的膳食纤维可以预防大肠疾病、癌症、胆结石和心血管疾病，降低血糖。纤维素具有亲水性，在肠道内起吸收水分的作用，从而能够防止能量过剩，预防肥胖症。

膳食纤维来源于植物性食物，如绿色蔬菜、水果、谷类、豆类、海藻、食用菌等。一般来说，粗细杂粮合理搭配，多吃蔬菜水果，适当食用藻菌类，即可满足膳食纤维的需要量。

第二节 食物的种类

每个地域的饮食习惯、饮食结构不同，在中国人的餐桌上，常见的食物大致可分为 8 类：谷类、豆类及坚果类、蔬菜及水果类、乳类、肉类、蛋类、水产类、食用菌。以下主要介绍谷类、蔬菜及水果类、肉类、蛋类。

（一）谷类

包括小麦、大米、玉米、高粱、小米等。在中国人的膳食中，60% ～ 70% 的热量、50% 左右的蛋白质、B 族维生素和矿物质都由谷类物质提供，其中小麦和大米最常见。

谷类最主要的营养素是碳水化合物，含 70% 以上，其中淀粉含量最高，有利于人体吸收，利用率在 90% 以上，是最经济的能量来源；其次是蛋白质，含量为 8% ～ 15%，但必需氨基酸含量少，应与豆类和动物蛋白混食。

（二）蔬菜及水果类

蔬菜和水果的蛋白质含量很少，脂类更少，但都含有丰富的膳食纤维。蔬菜中最重要的营养素是矿物质和某些维生素。

蔬菜中含有的主要维生素是维生素 C、维生素 B_2、胡萝卜素和叶酸。各种新鲜蔬菜都含有维生素 C。

水果的营养价值和蔬菜近似，含有大量的水分、丰富的维生素 C，较多的矿物质（如钠、钾、镁），一定的果糖、葡萄糖、蔗糖和芳香物质，还有一些有机酸和促进消化的酶，有利于健康。

（三）肉类

肉类能提供蛋白质、脂类、矿物质、维生素等多种营养素。一般来说，瘦肉多含蛋白质，肥肉大部分是脂肪，心、肝、肾富含维生素、矿物质、蛋白质及胆固醇。

肉类的蛋白质含人类所需的所有必需氨基酸，属于优质蛋白。

（四）蛋类

所有蛋类的营养价值基本一样，其中 70% 为水分，13%～15% 为蛋白质，11%～15% 为脂类。蛋类的蛋白质是天然食物中最优质的蛋白质，富含必需氨基酸，而且很容易被人体吸收利用；蛋类的脂类主要在蛋黄里，约占蛋白质总量的 30%，卵磷脂和胆固醇的含量相对较高，蛋清内几乎没有脂肪。

● 第三节 日常能量的需求

成人每日的能量需求可以通过这一方法来计算：首先确定标准体重（单位为千克），标准体重为身高（厘米）−105（身高大于 165 厘米者 −110）。其次确定体力劳动强度，分为轻体力活动、中体力活动、重体力活动。轻体力活动，如办公室工作、修理电器钟表、销售货物、酒店服务、化学实验操作、讲课等，每公斤体重所需热量约为 25 千卡[①]/天；中体力活动，如学生日常活动、机动车驾驶、电工安装、车床操作、金工切割等，每公斤体重所需热量约为 30 千卡/天；重体力活动，如非机械化农业劳动、炼钢、舞蹈、体育运动、装卸、采矿等，每公斤体重所需热量约为 35 千卡/天。最后确定每日所需总热量，总热量 = 理想体重 × 每公斤体重所需热量。以身高 170 厘米的学生为例，其所需要的每日总热量 =（170 −110）×30 =1800 千卡。根据食物的营养素产热效价：1 克糖的热价为 4.1 千卡，1 克脂肪的热价为 9.3 千卡，1 克蛋白质的热价为 4.1 千卡。一般以蛋白质占总热量需求的 15%，脂肪占 25%、

---

① 1 千卡 =4185.85 焦耳。

碳水化合物占 60% 。故每日碳水化合物的摄入量为：1800 ×60% =1080 千卡，1080 ÷4 =270 克；蛋白质为：1800 ×15% =270 千卡，270 ÷4 =68 克；脂肪为：1800 × 25% =450 千卡，450 ÷9 =50 克。

每日摄入的热量过多便会以脂肪的形式蓄积，摄入不足则会出现自身能量动员。目前，国际上常用的衡量人体胖瘦程度以及是否健康的一个标准是身体质量指数，简称体质指数（BMI），公式为：BMI =体重（千克）/身高（米）^{2}。BMI 的标准为：过轻，低于18.5；正常，18.5 ～23.9；超重，24 ～27.9；肥胖，大于28。

第四节　体重水平与健康

一、肥胖与健康

肥胖对于健康的影响显而易见，肥胖会导致血脂异常，特别是腹型肥胖者比普通人更容易表现为高胆固醇血症、高甘油三酯血症、低密度脂蛋白和极低密度脂蛋白异常升高，而高密度脂蛋白反而降低。

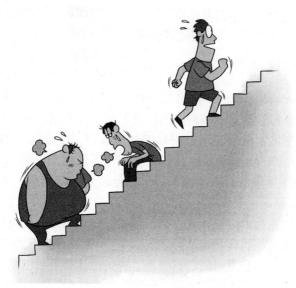

肥胖者容易患高血压、血脂紊乱及糖尿病，而有高血压、血脂紊乱和糖尿病的肥胖者，大脑更容易出问题。首先，这种人容易发生大脑动脉粥样硬化，他们的大脑血管又硬又脆，容易在高血压的作用下发生破裂，引起危险的脑出血，甚至危及生命。其次，肥胖者血液中的组织纤溶激活抑制因子也比普通人高，这种因子使血栓一旦生成，就难以溶解，所以肥胖者容易发生脑血栓，也就是脑梗死。

肥胖与高血压密切相关。在 40 ～ 50 岁的肥胖者中，高血压的发生概率要比非肥胖者高 50%。一个中度肥胖的人，发生高血压的机会是体重正常者的 5 倍多，是轻度肥胖者的 2 倍多。

有研究发现，肥胖者心绞痛和猝死的发生率提高了 4 倍。这说明肥胖肯定会增加心脏的负担，造成心脏损害。正常人体的心脏就像一个水泵，不停地收缩和舒张，维持着血液的循环流动。肥胖者由于血液中储存了过多的脂肪，所以血液总量也相应地增加了很多，心脏就会相应地增加收缩的力量。当心脏不堪重负时，它就无法再有效地泵血，造成血液积聚在心血管系统的状态，重者甚至出现明显的心功能衰竭。

大约有一半的肥胖者患有脂肪肝。肝脏是合成甘油三酯的场所，然而肝内并没有多余的空间来储存它。肥胖者体内甘油三酯合成与转运之间的平衡失调，肥胖者的脂肪酸摄入多，所以肝脏合成的甘油三酯也多。大量的甘油三酯堆积在肝脏内，结果形成了脂肪肝。

肥胖是发生糖尿病的重要危险因素之一。在 2 型糖尿病患者中，80% 都是肥胖者。而且发生肥胖的时间越长，患糖尿病的概率就越大。

肥胖可能引起的骨关节疾病主要有三种：骨性关节炎、糖尿病性骨关节病和痛风性骨关节病。其中，发生最多、危害最多的是骨性关节炎。肥胖引起的骨性关节炎主要影响膝关节，其次可影响髋关节及手指关节等。

根据流行病学调查的结果：肥胖妇女更容易患子宫内膜癌和绝经后乳腺癌，肥胖男性则更容易患前列腺癌；只要是肥胖者，无论男女都更容易患结肠癌及直肠癌。肥胖的程度越严重，上面几种癌症的患病率就越高。

二、消瘦与健康

神经性厌食（anorexia nervosa），是精神障碍中进食障碍的一种类型。患者通过节食、过度运动等手段，有意造成并维持体重明显低于正常标准。神经性厌食的临床表现为：个体进食量明显低于正常；明显的体重减轻，比正常平均体重减轻 15% 以上，或者 BMI 指数为 17.5 或更低，或在青春前期不能达到所期望的躯体增长标准，并出现发育延迟或停止现象；病理性怕胖；自己故意减轻体重，如回避"导致发胖的食物"、自我诱发呕吐、自我引发排便、过度运动、服用厌食剂或利尿剂等。患者常常有营养不良、代谢和内分泌紊乱症状，如女性出现闭经。严重患者可因极度营养不良而出现恶病质状态、机体衰竭从而危及生命，5% ～ 15% 的患者最后死于心脏并发症、多器官功能衰竭、继发感染、自杀等。神经性厌食是目前精神障碍中死亡率最高的一类精神障碍，好发于 13 ～ 20 岁之间的年轻女性。

○第五节 脑肠轴

一、脑肠轴概述

日常生活中，我们会用"满腹经纶"形容人很有学问和才能；用"花花肠子"比喻奸诈的计谋或有奸诈心计之人；用"小肚鸡肠"比喻气量狭小，只考虑小事，不顾及大局；"肠子都悔青了"形容后悔，表示"后悔死了"；"一肚子坏水"形容一个人思想和行为卑劣；英语短语"Follow your gut"，直接翻译是"追随你的肠道"，而实际是"追随你的内心"。我们不禁要问，肠道也有"思维"吗？

现代医学认为，腹腔内的胃肠道存在自主神经系统。研究发现，切断肠管的外来神经，胃肠道仍能保持有节律的蠕动，胃肠神经元反射与分泌的神经递质都与大脑极为相似，医学界称之为"肠脑""脑肠轴"，神经递质为"脑肠肽"，故将胃肠称为"第二大脑"。2015年10月16日，《自然》杂志也特别关注了肠道和大脑的关系，在一篇新闻特稿里用了两张魔性的图片：第一张是在脑壳里装着大肠，还充满很多微生物；第二张是在腹部里装着人脑，即"肠脑"。

比如胃溃疡或十二指肠溃疡，病因之一是精神长期紧张或压抑思虑过度，大脑的紧张对延髓产生抑制，尤其对胃肠的自主神经产生干扰，从而胃肠的蠕动、消化液的分泌都受干扰而陷于紊乱，黏膜以及血管受消化液的侵蚀而受损伤，产生溃疡。有不少人多年腹痛，每天多次稀便，遇到紧张忙碌就更厉害，肠镜、透视，都没发现什么异常，中西药、针灸都治过了，还是时好时坏，这是"肠易激综合征"（irritable bowel syndrome，IBS）的表现。无器质性病变的胃神经官能症、便秘也是"脑肠轴"的问题。

二、肠道微生物

研究发现，大脑可以影响肠道蠕动、消化分泌、营养物质吸收和分布及菌群平稳，胃肠道可反过来影响大脑神经传递信号、压力/焦虑、情绪及行为。大脑与肠道通过肠道微生物来联系。人类肠道中生存着100万亿个细菌，这些细菌是大脑与肠道交流过程中的重要参与者。最近，关于二者的关联性研究就是研究人员利用沟通疗法（talk therapy）和抗抑郁药物来治疗患者的一些慢性肠道问题，研究者的主要目的是通过高速大脑对肠道的错误进行修复来干扰两个器官之间的交流机制。研究发现，沟通疗法能够帮助改善抑郁症，并且改善胃肠道疾病患者的生活质量，而抗抑郁药物则对肠道疾病以及患者所伴随的焦虑及抑郁症状均有帮助。

肠道微生物和大脑通过三大信使联系。

1. 外周血清素：肠道的细胞产生大量神经递质血清素，它们能影响大脑的信号传导。

2. 免疫系统：肠道微生物能够促进免疫细胞分泌，能够影响神经生理学的细胞因子。

3. 细菌代谢产物：微生物产生丁酸等能够改变血脑屏障中细胞活性的代谢产物。

虽然在人身上的实验数据还非常有限，但科学家已经把焦虑、抑郁、自闭、精神分裂、神经退行性疾病等跟肠道和微生物联系在一起了。我们的情感、心情甚至表达，不再只是依靠大脑，也要听从肠道。

严重的细菌感染，可能让人长期消沉焦虑。2000 年，加拿大小镇沃克顿在遭受一次严重洪水后，饮用水受到大肠杆菌和空肠弯曲杆菌等的污染。2300 人因此患上严重的肠道疾病，其中很多人最终发展为 IBS。之后，在一个长达 8 年的研究中，科学家发现了一个现象：这些持续性的 IBS 患者，比一般人更容易消沉和焦虑。研究者未公开发表的试验表明，把 IBS 患者大便里的细菌分离出来，转移到小鼠肠道内，这些小鼠表现出焦虑的行为，而转移了正常人细菌的小鼠一切正常。

好细菌喝下去，好心情自然来。2011 年发表的一项研究中，55 例健康的志愿者在 1 个月中饮用含有两种益生菌（Lactobacillus helveticus R0052 和 B. longum R0175）的混合液。在随后的心理测试中，相比喝了安慰剂的志愿者，喝了菌液的志愿者们的抑郁、愤怒和敌意水平显著降低了，大脑中会产生让人感到高兴的化学物质，包括多巴胺、血清素、催产素及内啡肽等。美国加州大学教授在 2015 年发现，一些特定的细菌代谢产物会促进肠道上皮细胞分泌血清素。如果将一些梭菌转到无菌小鼠肠道里，就能看到它们分泌更多血清素；而如果用抗生素处理正常的小鼠，它们体内的血清素水平就会下降。对于肠道菌群紊乱的患者，医生往往会开具改善作用的益生菌药品或是建议患者喝些含有益生菌的奶制品。开发益生菌的保健品公司已经研发出多种营养补充剂，但势单力薄的益生菌并不能代表苗壮的肠道菌群，更不能完全恢复正常肠道菌群。因为微生物的成长环境很复杂，能够干扰它们的因素更为复杂，食品、保健品、药品企业都想突破，但实际上，对微生态的改变和调节，不是某一个产品就可以解决的。饮食和生活方式调整、家居环境改变，以及其他各种能够让微生物平衡生长的因素，都要充分考虑。

昼夜颠倒，肠道菌群也会吃不消。2017 年诺贝尔生理学或医学奖获得者发现，生物钟紊乱与精神障碍紧密相关，同时会导致肥胖、糖尿病、高血压、高血脂等内分泌代谢疾病。

第六节　食物与健康

　　世界卫生组织关于健康的定义："健康乃是一种在身体上、精神上的完满状态，以及良好的适应力，而不仅仅是没有疾病和衰弱的状态。"这就是人们所指的身心健康，也就是说，一个人在躯体健康、心理健康、社会适应良好和道德健康四方面都健全，才是完全健康的人。

　　心理健康是一种良好的心理状态。处于这种状态下，人们不仅有安全感，自我状态良好，而且与社会契合和谐，能以社会认可的形式适应外部环境。心理健康可以说是人长时间心理状态的综合体现，而人每时每刻的心理状态又是由人体激素来控制的，如多巴胺和内啡肽与快乐的情绪和情欲相关，而肾上腺素则与焦虑和一些攻击性情绪有关。当我们长期食用一些富含影响快乐情绪的激素或激素前体的食物时，容易处于相对积极的心理状态；而当我们长期食用一些高压力食物，则更易处于相对消极的心理状态。

一、吃什么食物可以快乐

　　1. 巧克力。德国营养学家表示，吃巧克力可以使人感到心情愉快，这是巧克力在大脑中释放复合胺的缘故。复合胺由色氨酸形成，人体自身无法制造，只能依靠外界摄入。巧克力本身色氨酸含量并不高，但它含有大量的糖，可以引发胰岛素的生成。胰岛素确保糖分进入细胞中，留下来的色氨酸进入大脑，被合成为复合胺。复合胺停留在脑神经键中就会对人的情绪产生积极的影响。除巧克力外，香蕉、布丁等甜食也能达到这一效果，帮人赶走沮丧情绪。

2. 深海鱼类。根据哈佛大学的研究报告，鱼油中的 Omega-3 脂肪酸，与抗忧郁成分有类似作用，可以调节神经传导，增加血清素的分泌量。"血清素"是一种大脑神经传递物质，与情绪调节有关，如果血清素功能不足、分泌量不够或作用不良时，人会感到忧郁。因此，血清素是制造幸福感的重要来源之一。

3. 香蕉。香蕉含有一种称为生物碱（alkaloid）的物质，可以振奋精神和增强信心。香蕉也是色氨酸和维生素 B_6 的超级来源。这些都可以帮助大脑制造血清素，减少忧郁的产生。

4. 菠菜。菠菜除含有大量铁质外，更有人体所需的叶酸。医学文献一致指出，缺乏叶酸会导致精神障碍，包括抑郁症和早发性阿尔茨海默病等。研究也发现，那些无法摄取足够叶酸的人在 5 个月后，都无法入睡，并产生健忘和焦虑等症状。

5. 樱桃。美国密西根大学的研究发现，樱桃中有一种叫作花青素（anthocyanin）的物质，可以降低炎症的发病率。密西根大学的科学家们认为，吃 20 粒樱桃比吃阿司匹林更有效。另有报道指出，长时间面对电脑工作的人会有头疼、肌肉酸疼等不适，也可以吃樱桃来改善。

6. 南瓜。南瓜能制造好心情，因为它们富含维生素 B_6 和铁，这两种营养素都能帮助身体所储存的血糖转变成葡萄糖，葡萄糖正是脑部唯一的燃料。

7. 低脂牛奶。纽约的西奈山医药中心研究发现，让有经前症候群的妇女吃了 1 000毫克的钙片 3 个月之后，3/4 的人都没有之前那么紧张、暴躁或焦虑。低脂或脱脂牛奶是钙最合适的来源。

8. 鸡肉。英国心理学家班顿和库克给受试者吃了 100 微克的硒之后，受试者普遍反映精神更好，思绪更为协调。美国农业部也发表过类似的报告。硒的丰富来源有鸡肉、海鲜、全谷类等。

9. 全麦面包。吃复合性的碳水化合物，如全麦面包、苏打饼干，它们所含有的微量矿物质如硒，能调节患者情绪，犹如抗抑郁剂。

二、吃什么食物会让你 "压力山大"

1. 过量的咖啡、茶。咖啡和茶中含有咖啡因，而咖啡因是一种中枢神经兴奋剂，可以引起肾上腺素的分泌。肾上腺素对皮肤、黏膜和内脏（如肾脏）的血管呈现收缩作用，增加基础代谢，升高血糖及散大瞳孔等，可以缓解心跳微弱、血压下降、呼吸困难等症状。所以喝完咖啡后，会觉得双手变冷、心跳加速、肌肉紧张、兴奋。

2. 多油脂的食物。油脂的食物不容易消化，它们往往要在胃肠道里停留 5 ～ 7 小时，并将血液集中到胃肠道，供应大脑的血液减少，这就非常容易使人感觉疲乏和烦躁。用高温油炸的食品，不仅破坏了食物本身的蛋白质，也可能产生反式脂肪酸，更加不利于消化。

3. 甜食、碳酸饮料。人们为什么爱吃甜食？除了它的甜味，更重要的是能够提供能量。所以，与其说喜欢吃甜食，不如说喜欢吃高热量的食物。过量的糖进入体内之后，不仅会自行转化成脂肪，还会影响其他维生素的摄入，引起肥胖等问题。过量的甜食会影响人体对维生素 B 的正常吸收。糖在体内与钙发生中和反应，致使体内的钙大量消耗。糖在人体内表现为较强的有机酸，它促使胃酸增多，加重胃病患者的疼痛，造成胃溃疡等疾病的发生；降低胃肠的蠕动，造成便秘。

2012 年，美国加州大学洛杉矶分校研究人员在英国《生理学杂志》上报告说，动物实验显示，实验鼠摄入糖分过多会导致大脑受损，记忆力下降。

4. 含硝酸盐、亚硝酸盐食物。腌制品、剩饭剩菜、加工肉等食物中含有大量亚硝酸盐。约翰斯·霍普金斯大学的约尔肯（Yolken）教授团队于 2007—2017 年间，收集了 1 101 名 18 ～ 65 岁患者的人口学、健康及饮食数据，女性约占 55%。研究团队意外发现，因躁狂发作而入院的患者中，入院前食用腌肉制品的概率是非精神障碍个体的 3.5 倍左右。

他们将一群健康大鼠分为两组，其中一组每天给予正常鼠粮，另一组在正常鼠粮的基础上隔天添加从商店购买的含硝酸盐的牛肉干。结果发现，仅仅 2 周内，食谱中添加牛肉干的大鼠即表现出睡眠模式不规律和活动过多。接下来，该团队与一家牛肉干公司合作，定制了一种特殊的无硝酸盐牛肉干，并重复了上述实验：一部分大鼠食用无硝酸盐的牛肉干，另一些仍食用含硝酸盐的牛肉干。结果发现，食用无硝酸盐牛肉干的大鼠的表现与对照组相似，而食用硝酸盐牛肉干的大鼠再次表现出类似于人类躁狂发作的状态——在正常睡眠时间及新环境中活动增加。

分析不同组大鼠的肠道细菌时，研究者发现摄入硝酸盐的大鼠肠道细菌模式不同于其他大鼠。给予躁狂发作后的双相障碍患者益生菌治疗，可降低其 6 个月内再次入院的风险。

国内有一项研究，调查分析了 2 000 名大学生的饮食，通过心理量表对其进行评估。根据他们的饮食分为 4 种类型：T1 型（摄入较多面及面制品、粗粮、牛羊肉、动物肝脏、鱼虾类、海带/海鱼/紫菜等海制品、汉堡包及油炸食品、腌制食品、坚果类、咖啡、糖类）；T2 型（摄入较多猪肉、牛羊肉、禽肉、动物肝脏、蛋类、鱼虾类、海带/海鱼/紫菜等海制品）；T3 型（摄入较多米及米制品、面及面制品、新鲜蔬菜、新鲜水果、猪肉、蛋类）；T4 型（摄入较多蛋类、盐腌制品、汉堡包及油炸食品、零食、可乐、雪碧、糖类）。研究发现高摄入 T4 型膳食模式的大学生出现焦虑、抑郁、偏执的风险性较高；与 T4 型膳食模式相比，摄入较多的 T1 型出现焦虑、抑郁、偏执的风险性更高。而高摄入 T2 型膳食模式只会增加焦虑和偏执发生的危险性。T3 型饮食可以降低大学生出现焦虑、抑郁、偏执的风险性。

三、如何健康地吃

罗杰·沃尔什在 2011 年 10 月刊的《美国心理学家》上发表说，已有相当多的证据表明营养对心理健康的重要性。回顾 160 多个研究发现，饮食和营养会影响人们的心理健康。沃尔什规定了 3 个关键的饮食原则，以改善心理健康和幸福感：

1. 饮食中要包括主要的水果和蔬菜。

2. 饮食中要包括一些鱼类，特别是那些富含多元不饱和脂肪酸的鱼油，如鲑鱼。

3. 饮食中要避免过量的卡路里。

有两份食谱已被大量有关心理健康的研究证实：

1. 鱼素食饮食（pesco-vegetarian），包括水果、蔬菜、坚果、谷物、豆类、蛋、奶制品和鱼（但不再含有其他肉类）——已被用于预防某些精神障碍，提高学术成绩，减少与年龄有关的认知能力下降的情况。

2. 地中海饮食（Mediterranean diet），是泛指希腊、西班牙、法国和意大利南部等处于地中海沿岸的南欧各国的以蔬菜、水果、鱼类、五谷杂粮、豆类和橄榄油为主的饮食风格。

在以上两种食谱中，相同点是都强调鱼类、蔬菜和水果，以及少量的肉类。虽然这些饮食食谱已经被一些研究证实，但它们也许并不是唯一可以改善心理健康的食谱。目前医学界最推荐的食谱是地中海饮食。

地中海饮食食谱结构包括：

（1）以种类丰富的植物食品为基础，包括大量水果、蔬菜、土豆、五谷杂粮、豆类、坚果、种子。

（2）对食物的加工尽量简单，并选用当地、应季的新鲜蔬果作为食材，避免微量元素和抗氧化成分的损失。

（3）烹饪时用植物油（含不饱和脂肪酸）代替动物油（含饱和脂肪酸）以及各种人造黄油，尤其提倡用橄榄油。

（4）脂肪最多占膳食总能量的35%，饱和脂肪酸只占7%～8%。

（5）适量吃一些奶酪、酸奶类的乳制品，最好选用低脂或者脱脂的。

（6）每周吃两次鱼或者禽类食品（研究显示鱼类营养更好）。

（7）一周吃不多于7个鸡蛋，包括各种烹饪方式（也有建议不多于4个）。

（8）用新鲜水果代替甜品、甜食、蜂蜜、糕点类食品。

（9）每月最多吃几次红肉，总量7～9两（340～450克），而且尽量选用瘦肉。

（10）适量饮用红酒，最好进餐时饮用，避免空腹。男性每天不超过2杯，女性不超过1杯。

（11）除平衡的膳食结构之外，地中海式饮食还强调：适量、平衡的原则，健康的生活方式，乐观的生活态度，每天坚持运动。

研究发现，地中海饮食可以减少患心脏病的风险，还可以保护大脑免受血管损伤，降低发生中风和记忆力减退的风险。

有研究探讨了饮食与常见精神障碍之间的关系，其中包括成人和儿童的抑郁症和焦虑症。研究数据表明，饮食对心理健康和生理健康同样重要。健康的饮食对身心健康均有保护作用，而不健康的饮食则是抑郁和焦虑的危险因素。食物过敏也可能在精神分裂症和双相情感障碍中扮演了重要角色。但是，几乎所有涉及饮食习惯和心理健康的研究都把更多的注意力放在了抑郁症和焦虑症上，相关试验正在进行，目前还没有直接的证据表明饮食能够改善抑郁症或其他精神障碍。虽然饮食可以成为治疗计划的一部分，但它不应当成为药物和其他治疗的替代方法。据目前所知，饮食在心理健康中所起的作用，可能包括影响免疫系统的功能、基因的功能，以及身体对抗压力的方式。

（朱　麒）

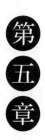

第五章

睡眠与心理健康

第一节 正确认识睡眠

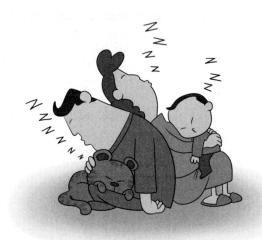

一、睡眠的定义

睡眠与觉醒是包括人类在内的所有动物普遍存在的生理节律现象，是一种基本的行为—神经生物学状态。睡眠占人生的 1/3 时间，是维护机体健康及中枢神经系统正常功能必不可少的生理过程。为唤起全球对睡眠重要性的认识，2001 年国际精神卫生及神经科学基金会将每年的 3 月 21 日定为"世界睡眠日"。

在动物界，每种动物都有其特有的睡眠姿势，如马、象、牛和鹿可以站着睡，树懒和某些蝙蝠是头朝下挂着睡，很多食肉动物蜷着身子睡。而动物的睡眠时间长短各不相同，一般食肉动物睡觉时间最长，而生活在草原的食草动物最短，因其随时处于被捕杀的境地，需要时刻保持警觉，所以逐渐进化到较短的睡眠时间，比如马每天只睡 2 小时，羊、牛每天只睡 3 ~ 4 个小时；相比，猪每天睡眠约 8 小时，鼠、猫每天睡眠可达 14 小时，而海豚是左右大脑交替使用，在不停地游动中睡觉的。

而人类在不同的年龄段，睡眠时间也不一样，随着年龄的增长，睡眠需求量逐渐下降。如婴儿每天睡眠达 17 ~ 18 小时，幼儿每天睡眠 9 ~ 12 小时，学童则每天睡眠 9 ~ 10 小时，一般成年人每天睡 7 ~ 9 小时，而老人则逐渐减少为 5 ~ 7 小时。

二、睡眠的机制

睡眠是如何产生的？远在古代就对睡眠的机制进行各种神秘的猜想。近代随着科技的发展，对睡眠的机制先后提出各种假说。

其中较早的一种假说是脑贫血学说，他们提出脑部血流量与睡眠及觉醒密切相关。该学说认为，白天人处于紧张活动状态，大脑血液量增加，人即保持觉醒状态，而晚上人处于安静状态，大脑血液量减少，大脑的贫血状态可引起睡眠。但近期研究都使用放射性同位素对大脑局部血液量做精准测定，研究发现脑血流量在睡眠时是增多的，故关于睡眠的脑贫血理论逐渐被淘汰。

另一种假说是睡眠因子学说。该学说认为人体内能够产生一种促使睡眠的代谢产物，大脑松果体会在夜间产生一种叫作褪黑素的物质，褪黑素对昼夜节律的调节非常明显，它能缩短睡前觉醒时间和入睡时间，且能改善睡眠质量，明显减少睡眠觉醒次数，同时，褪黑素并未影响快速眼球运动（rapid eyes movement，简称 REM）阶段。

而睡眠中枢学说曾一度引起人们的关注。该学说推理脑内有控制睡眠的中枢，通过脑干网状结构上行激动系统（以乙酰胆碱为神经递质）维持和调节大脑皮质的觉醒状态：当网状结构比较活跃时，人能保持觉醒，以进行正常的生活；当网状结构被阻断时，人则会逐渐进入睡眠期。近年来，随着对神经递质研究的深入，结果显示睡眠—觉醒与中枢神经递质的动态变化有密切的关系，其中去甲肾上腺素和 5 - 羟色胺与觉醒机制有关，而胆碱能神经元可触发 REM 睡眠，抑制去甲肾上腺素和 5 - 羟色胺神经元的活动。此外，腺苷被认为可能是睡眠引发因子。另一个假设则认为，前列腺素的释放与睡眠有关，下丘脑视前区的前列腺素 D_2 释放增加时，则慢波睡眠与快波睡眠都增加，而前列腺素 E_2 的释放会导致觉醒。

三、　睡眠类型

虽然人类每个年龄段每天的睡眠需求大致相同，但每个人性格、职业或生活环境不同，逐渐会形成不同的睡眠类型。根据入睡和起床时间的差异，一般分为以下 4 种类型：

1. 早睡早起型：符合中国人"早睡早起身体好"的传统理念，一直被认为是健康的睡眠模式，晚上 10 点上床，早上 5 点左右起床，从而使睡眠质量和时间都得到保证，上午精神状态佳，若中午能适当午睡，则全天精力充沛。

2. 早睡晚起型：晚上 10 点上床，早上 7 点左右起床，虽然此类型睡眠时间较长，但晚上即使躺在床上，也很难入睡，或处于浅睡状态，深睡眠时间较短，白天精神尚佳，而到了傍晚后，则会感到疲倦。

3. 晚睡早起型：晚上 12 点之后才入睡，次日早上 6 点左右起床，此类型就寝时间很晚，较易入睡，一旦入睡便进入深睡眠状态。一般因早上需要工作，而处于浅睡眠状态，眠浅易醒。白天常无精打采，注意力不集中，从而影响工作和学习。一到晚上精力充沛，大多在夜间从事他们喜欢的工作或活动，即使让他们早睡，也睡不着。

4. 晚睡晚起型：即"猫头鹰"型睡眠，入睡时间在夜里 12 点之后，甚至到凌晨三四点才睡觉，而起床是早上 9 点之后，甚至要过中午才起床。起床后无精打采，思路不清晰，精力不济，要到下午或黄昏之后才会好转。

四、睡眠分期

关于睡眠的研究，其中睡眠脑电图和多导睡眠图（睡眠中同时记录脑电、肌电、眼电等）是确定睡眠状态的重要客观指标，尤其是多导睡眠图。睡眠中呈现的各波形包括 α 波、β 波、θ 波、δ 波，根据是否有眼球阵发性快速运动及脑电波的不同特征，睡眠分为快速眼球运动睡眠期（REM sleep）和非快速眼球运动睡眠期（NREM sleep）。

1. 非快速眼球运动睡眠，又称正相睡眠、慢波睡眠、同步睡眠、安静睡眠。顾名思义，此睡眠期不出现快速眼球运动。2007 年，美国睡眠医学学会（AASM）制订新标准时，根据脑电活动特征的不同，将慢波睡眠分为 1～3 期（简称为 N1、N2、N3 期），即入睡期、浅睡期、深睡期。

2. 快速眼球运动睡眠，又称异相睡眠、快波睡眠、去同步化睡眠、活跃睡眠。此睡眠期出现阵发性的快速眼球同向运动，频率为 50～60 次/分，重新出现混合频率的去同步化低波幅脑电波。继慢波睡眠的深睡期之后，返回到浅睡期，才能进入快波睡眠，如图 5 -1。

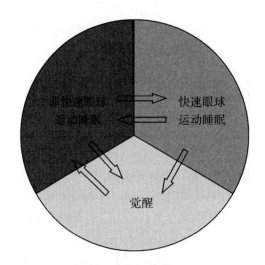

图 5 -1　睡眠分期

每晚各睡眠期所占比例大致如下：入睡期占 5%、浅睡期占 50%、深睡期占 20%、快波睡眠占 25%。而人在入睡时，先是经过 N1、N2、N3 期，再返回 N2 期过渡到 REM 期。第一个周期是 N1、N2、N3；第二个周期是 N2、N3、N2、REM；然后，按第二个周期如此往复，每晚为 4～6 个周期，而每个周期约 90 分钟。前半夜深睡期所占比例高，后半夜 REM 所占比例逐渐增多。其中，觉醒期无法直接过渡进入快波睡眠，而快波睡眠可直接过渡到觉醒期，觉醒与慢波睡眠、慢波睡眠与快波睡眠可以互相过渡，如图 5 -2。

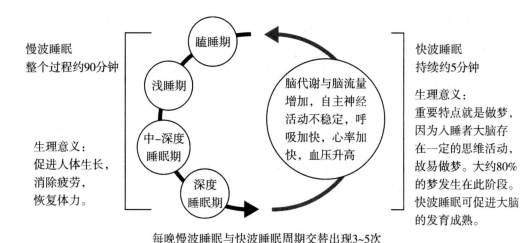

慢波睡眠
整个过程约90分钟

瞌睡期
浅睡期
中-深度睡眠期
深度睡眠期

脑代谢与脑流量增加，自主神经活动不稳定，呼吸加快，心率加快，血压升高

生理意义：
促进人体生长，消除疲劳，恢复体力。

快波睡眠
持续约5分钟

生理意义：
重要特点就是做梦，因为入睡者大脑存在一定的思维活动，故易做梦。大约80%的梦发生在此阶段。快波睡眠可促进大脑的发育成熟。

每晚慢波睡眠与快波睡眠周期交替出现3~5次

图 5 -2　睡眠周期

五、梦与睡眠

从古至今，关于梦的说法就比比皆是。如"庄周梦蝶"这个典故借助描述梦中变化为蝴蝶和梦醒后蝴蝶复化为己并进一步探讨，渗透了庄子诗化哲学的精义；古人王符就曾称"夫奇异之梦，多有收而少无为者矣"，其认为做梦总有原因可寻。而现代医学认为，梦是睡眠的一种生理现象，是人在睡眠时产生想象的影像、声音、思考或感觉，梦的整个过程是一种被动体验，而非主动体验过程，而梦的内容通常是非自愿的。

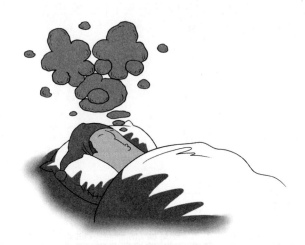

我们都知道，人一生约有 1/3 的时间用于睡眠，而睡眠过程中有 20% ～ 25% 的时间与做梦有关，故人一生中有 1/15 ～ 1/12 的时间是在做梦。梦产生在 REM 期，而一般 NREM 期则不会做梦。古人云"日有所思，夜有所梦"，梦境内容与当事人的心理活动、生理状况，甚至病理状态有关。绝大多数科学家相信所有人类都会做梦，但有些人有时会觉得整晚没做梦或一晚只做过一个梦，这是因为他们失去了大部分梦的记忆。人能否记住梦境，与觉醒时的睡眠期、睡眠深度、梦境丰富程度等相关，如在快波睡眠醒来，睡眠越浅，梦境内容越丰富生动，则人对梦的记忆更清晰，而在慢波睡眠醒来，睡眠越深，梦境内容越单调抽象，则人对梦的记忆明显减少。

六、睡眠的生理作用

睡眠作为生命所必需的过程，是机体复原、整合及巩固记忆的重要环节，是健康不可缺少的组成部分。我们要维持身体健康，必须使睡眠和活动交相更替，以取得平衡。

1. 睡眠可消除疲劳，恢复体力。睡眠是人的脏器合成并制造人体能量物质以供活动时用的好时机；同时，人入睡后基础代谢率降低，减少对能量的消耗，从而使体力得以恢复，使人产生新的活力。

2. 睡眠保护大脑，恢复精力。大脑在睡眠状态下耗氧量大大减少，有利于脑细胞能量贮存，且睡眠可消除大脑的疲劳，提高记忆力等。

3. 睡眠可增强免疫力，康复机体。疲劳会降低身体对一般疾病的抵抗力，而睡眠能缓解疲劳，以增强机体产生抗体的能力，从而增强机体的抵抗力，还可以使各组织器官自我康复加快。

4. 睡眠可促进生长发育。婴幼儿出生后大脑继续发育，这过程离不开睡眠，且睡眠期血浆生长激素可维持在较高水平，儿童在睡眠状态下生长速度增快。

5. 睡眠可美容皮肤，延缓衰老，促进长寿。睡眠中皮肤毛细血管循环增多，其分泌和清除过程加强，加快了皮肤的再生及自我修复。

6. 睡眠可保护人的心理健康。短时间睡眠不佳，会出现注意力涣散；而长时间睡眠不佳，则可造成情绪障碍、幻觉等异常情况。

● 第二节 正确认识失眠

一、失眠的定义

失眠是指睡眠的发动与维持发生障碍致使睡眠的质和/或量不能满足个体正常需要的一种状况，持续至少1个月，常表现为入睡困难、睡中易醒或早醒。三者可单独出现，也可混合存在。失眠可引起患者焦虑、抑郁或恐惧心理，导致心理活动效率下降，妨碍社会功能。在临床实践中，失眠是最常见的临床症状，失眠症患病率可高达10% ～20%，其中，女性和老年人较为多见。

二、失眠的危害

目前失眠的患病率高，但就诊率及确诊率低，治疗有效率也低，给个人及社会均带来较大的危害。

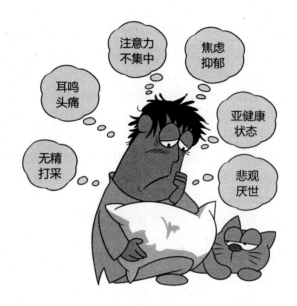

1．失眠影响身体健康，导致身体免疫力下降，对各种疾病的抵抗力减弱。失眠后白天无精打采、头昏脑涨、耳鸣头痛等不适，而长期失眠会诱发高血压、心脏病、高血脂、神经衰弱等疾病。

2．失眠与记忆力减退关系密切。2014 年 12 月，*Neurology* 杂志上发表的研究显示，睡眠过程中氧饱和度低和慢波睡眠持续时间减少都与大脑痴呆病理特点更多具有相关性。2015 年 6 月，加州大学伯克利分校的研究人员发现阿尔茨海默病的 beta－淀粉样蛋白沉淀，与睡眠差（尤其是非快速眼球运动睡眠的中断）及大脑的长期记忆力减退有关，其揭示了影响睡眠是阿尔茨海默病引起记忆力下降的一种可能的方式。研究表明，睡眠过程中低氧以及慢波睡眠持续时间减少，可能会导致老年人潜在认知下降的主要病理变化。

3．失眠影响学习、工作和生活。失眠会导致白天精神不振，注意力不集中，思维能力下降，学习、工作效率低下，处于亚健康状态，生活质量下降。

4．失眠影响心理健康。失眠后导致人变得紧张易怒，与周围人群相处不融洽，情绪焦虑、抑郁，严重的还会出现悲观厌世。

5．失眠导致过早衰老，缩短寿命。长期失眠导致机体抵抗力下降，降低身体素质，加速衰老，引发多种疾病，缩短人的寿命。

三、失眠的原因

失眠症患病率这么高，其病因常常五花八门、错综复杂，常见的原因如下：

1. 躯体因素：任何可导致疼痛、身体不适、焦虑或抑郁的疾病均有可能导致失眠。如部分肥胖者合并睡眠呼吸暂停综合征，该类患者常于睡眠时上呼吸道"可塌陷部分"肌张力消失，出现缺氧，导致多次惊醒。如患有周期性腿动的患者，其每20～40秒出现一次腿肌颤搐，患者也常被唤醒。

2. 心理因素：生活中各种负性事件会导致失眠，如婚姻不和睦或亲人生病离世等事情均可能影响睡眠；而失眠症患者常常对健康要求过高，过度关注睡眠，总是努力入睡导致入睡更困难，反复不能入睡导致"条件反射性"失眠，或者患者白天过多补偿睡眠，导致晚间睡眠困难。

3. 精神因素：研究表明75%的精神障碍患者合并睡眠问题，失眠是其中一种精神症状，如焦虑症患者常合并入睡困难，抑郁症常出现早醒；精神活性物质（毒品、酒精等）和药物滥用均可能导致失眠。

4. 其他因素：环境嘈杂、空气污浊、居住拥挤或突然改变睡眠环境等因素均可能导致失眠；而反复更改睡眠节律也会影响睡眠，如医护人员、保安等特殊职业须频繁轮值夜班和白班，从而影响睡眠；而人在饥饿、疲劳、性兴奋等状态，或服用含咖啡因、茶碱、甲状腺素、皮质激素的东西或抗震颤麻痹药等，也可能影响睡眠。

四、失眠的临床表现、诊断

失眠可表现为入睡困难、睡眠不实（觉醒过多过久）、睡眠表浅（缺少深睡）、早醒和睡眠不足、睡眠感觉缺乏等，其中，入睡困难最多见，睡眠表浅和早醒次之，失眠往往引起次日躯体困乏、精神萎靡、注意力减退、思考困难、反应迟钝等症状，而对失眠的恐惧和对失眠所致后果的过分担心常引起患者焦虑不安，使其陷入一种恶性循环。要注意有些患者是假性失眠，即患者主观感觉整夜没睡，而实际上睡得很沉。主观性睡眠感缺失，使用多导睡眠监测仪可以明确。

失眠的诊断主要根据患者陈述，必要时做睡眠脑电图或多导睡眠图可进一步明确。失眠首先排除躯体疾病或精神障碍症状导致的继发性失眠，患者几乎以失眠为唯一症状，包括难以入睡、睡眠不深、多梦、早醒，或醒后不易再睡，醒后不适、疲乏，或白天困倦等；其具有失眠和极度关注失眠结果的优势观念，对睡眠量、质的不满引起明显苦恼或社会功能受损；失眠发作频率至少每周发生3次，并至少持续已1个月以上。

五、失眠的类型

根据患者失眠持续时间，一般将失眠分为3种类型：（1）短暂性失眠，即平时睡眠良好者出现失眠，持续时间小于1周，可在经历生活压力、生病、过度兴奋、焦虑，或到达高海拔地区，或睡眠规律改变（如三班制工作、出国时差反应）等情况下出现，一般会随事件的消失或时间的延长而改善；（2）短期失眠，即睡眠困难持续1周至6个月，在严重或持续性压力下可能出现，患者常伴有紧张刺激因素，如情绪障碍或潜在的疾病；（3）慢性失眠，即睡眠困难超过6个月，其病因常较复杂，经常是多种原因相互影响而导致的，对患者生活带来明显的影响。

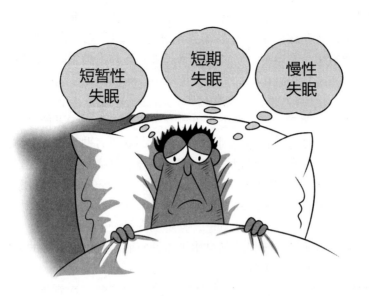

六、失眠的治疗

失眠者饱受失眠之苦，治疗失眠非常重要。针对失眠的治疗，首先是针对病因治疗，驱除导致失眠的诱发因素，及时治疗，预防从短暂性或短期失眠发展成慢性失眠。针对失眠的治疗方式包括一般治疗、认知—行为心理治疗、物理治疗、药物治疗和综合治疗等。一般治疗措施包括消除引起失眠的原因、睡眠健康教育、生活指导与适当体育锻炼、放松训练、睡眠限制法、刺激控制法等，物理治疗可采用生物反馈治疗、重复经颅磁刺激治疗等，而药物治疗作为辅助治疗手段，必要时可合理地选用各种镇静催眠药物。失眠的干预措施须强调睡眠健康教育的重要性，即在建立良好睡眠卫生习惯的基础上，开展心理治疗、物理治疗、药物治疗。治疗失眠的目标是改善睡眠质量，增加有效睡眠时间，促使患者恢复社会功能，提高生活质量，减少或消除与失眠相关的躯体疾病或与躯体疾病共病的风险；如果患者需要药物治疗，则应尽量避免药物带来的不良反应。

1. 一般治疗。首先，建议患者建立良好的睡眠卫生习惯和正确的睡眠认知功能，指导患者学会控制与纠正各种影响睡眠的行为与认知因素，改变与消除导致睡眠紊乱慢性化的持续性因素。其次，帮助患者重建较正常的睡眠模式，恢复正常的睡眠结构，摆脱失眠的困扰。

患者须合理安排工作时间，不要熬夜工作，要培养业余爱好，丰富白天生活。同时，寝室环境要舒适，气温适当，通风良好，睡前须避免咖啡、烟酒等。对睡眠存在错误认知的患者，须指出并纠正其长期存在但意识不到的对失眠的错误观念、情绪和行为，建立其战胜失眠的信心。

对于重建睡眠模式，在美国亚利桑那大学睡眠研究实验室里，理查德 R. 布托津（Richard R. Bootzin）教授多年来一直致力于睡眠障碍的研究，他描述了各种用于治疗失眠的心理学方法，其中最成功的一种干预被称为刺激控制疗法，它包含六个非常简单的步骤：①只有在你困倦的时候才躺下睡觉；②除了睡觉，别把床用来做任何事，在床上不要看书、看电视、吃东西或者思考，当你有睡意时才上床睡觉；③如果你发现自己无法入睡，那就起床到另一个房间去，等有睡意了再回到卧室，如果你在床上睡了10分钟而没有入睡，且没有起床，你就没有遵循这个建议；④如果你仍然无法入睡，请重复步骤③，整个晚上，可频繁进行此操作；⑤无论你在夜间睡得多或少，都要设定闹钟，在每天早晨的同一时间起床，这将有助于你的身体获得一致的睡眠节奏；⑥白天不要打盹。如果遵循这些建议，睡眠将会得到改善。

2. 物理治疗。目前最常用的一种物理治疗是重复经颅磁刺激治疗，这是一种在头颅特定部位给予重复磁刺激的新型技术。这种治疗能影响刺激局部和功能相关的远隔皮层功能，实现皮层功能区域性重建，且对脑内神经递质及其传递、不同脑区内多种受体的基因表达有明显影响，特别可用于不适宜服用镇静催眠药的失眠患者，如处于哺乳期的妇女、重症肌无力患者等。

3. 药物治疗。如果经过非药物治疗仍无法缓解失眠，应根据患者的失眠特点、病程、药理特点和个体特征等合理选用镇静催眠药物。对于入睡困难者，选用短效催眠药；对于易醒和早醒者，选用中效催眠药；对于有明显日间焦虑和能耐受次日镇静者，选用长效催眠药。服药频率不提倡每日用药，可间断用药，如每周2～4次；可交替用药，一种药使用不超过2周，避免产生药品耐受；如需要短期使用，建议连续用药不超过3～4周，以避免产生依赖。对于失眠症状有所缓解的患者，可逐渐减量，但不要突然停药，以避免出现失眠反跳或撤药症状；对于伴有明显抑郁和焦虑的患者，常选用具有镇静作用的抗抑郁药；而对于有顽固性失眠的患者，可用具有镇静作用的抗精神病药物。

（吴秀华）

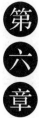

第六章

运动与心理健康

第一节 运动的作用

一、运动的定义

体育运动是在人类社会发展中，根据生产和生活的需要，遵循人体身心的发展规律，以身体练习为基本手段，逐步开展起来的有意识地对身体素质进行培养的各种活动。其内容丰富，有田径、健美操、球类、游泳、滑冰、登山、摔跤、自行车等多种项目。

二、运动的分类

（一）竞技运动

竞技运动，也称为"竞技体育"，指为了战胜对手，取得优异成绩，最大限度地发挥和提高个人或集体在体格、体能、心理及运动能力等方面的潜力所进行的科学的、系统的训练和竞赛。普遍开展的项目有篮球、田径、体操、足球、乒乓球、羽毛球、举重、游泳、自行车等。各国、各地区还有自己特殊的民族传统项目，如中华武术、东南亚地区的藤球等。

（二）娱乐运动

娱乐运动，指在闲暇时间或特定时间进行的一种以娱乐身心为目的的体育活动，具有业余性、消遣性、文娱性等特点，内容一般有球类游戏、活动性游戏、旅游、棋类以及传统民族体育活动等。开展娱乐性体育活动，有益于身心健康，陶冶情操，培养高尚品格。

（三）有氧运动

有氧运动，指机体从事此项运动时摄入氧气的量能够满足运动所需，机体的运动处于一种氧气供应充足的状态。有氧健身操、体育舞蹈、球类、游泳、武术等有氧运动，是当今大力提倡的运动方式，具有调整身心的双重功效。

（四）无氧运动

无氧运动，是相对于有氧运动而言的，指人体肌肉在无氧供能代谢状态下进行的运动，从事的运动非常剧烈或者是急速爆发，如百米冲刺、举重、摔跤等。此时机体瞬间需要大量的能量，而在正常情况下，有氧代谢是不能满足身体此时的需求的，于是糖就进行无氧代谢，以迅速产生大量能量。这种状态下的运动就是无氧运动。

（五）集体运动

集体运动，是为了娱乐身心、增强体质、防治疾病和培养体育后备人才，在社会上广泛开展的体育活动的总称，包括职工体育、农民体育、社区体育、老年人体育、妇女体育、残疾人体育等。开展群众体育活动应遵循因人、因地、因时制宜和业余、自愿、小型、多样、文明等原则。

三、运动与健康

世界卫生组织已提出"健康不仅是没有疾病和身体不虚弱，而且是保持身体上、精神上和社会适应方面的良好状态"。即所谓健康，并非单纯指身体健康，也包括心理健康。"生命在于运动"，体育运动对人体的身心健康起着重要的作用，是最能积极促进身心健康的方式。运动具体有以下好处：

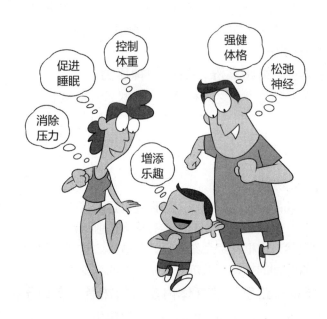

（一）运动有助于我们强健体格，有足够体力应付日常生活

运动时，血液流向肌肉，肌肉消耗能量，同时肌肉和骨骼对刺激产生适应，从而增强肌肉和骨骼的强度、密度、硬度和韧性。所以说，运动能增强肌肉和骨骼机能，使我们拥有强健的体格，从而很好地应付生活。

（二）增强心肺功能，并预防心血管疾病

运动时，需氧量增加，呼吸加快，促进呼吸系统机能提高。运动能增强血管壁的弹性，运动时血管的收缩和舒张功能，加强了血管壁细胞的氧供应，减缓动脉粥样硬化的进程，减少血管的紧张。耐力性有氧运动对心脏的作用大致有两种：一是可加强心肌力量；二是能改善心率变化。心脏有一定的储备能力，有氧运动可增大这种力量，即增大心肌力量，进而增加心输出量，从而提高人体活动能力。长期坚持锻炼的

人，安静状态下心率比正常人略低一些。运动员的心脏负担比一般人要小，因为每分钟较一般人少跳 20～30 次，每天可少跳 2 万～3 万次。这表明运动员心脏工作的效率高且节约能量，心脏每次收缩后有一个较长时间的舒张期，可使心脏得到充分休息，从而有效地防止心脏过度疲劳。

（三）更快消化，改善便秘

当你便秘时，运动可以帮助你，因为运动可以加速食物在你身体里的消化时间，让你常去厕所排便。这就使得你的身体从粪便吸收的水分更少，而更少的水分吸收可以加速粪便的排出。

（四）促进睡眠，利于休息

剧烈运动还可以帮助你得到更好的睡眠。研究表明，晚上进行一定的运动会让你更快入睡，获得更好的睡眠质量。这对于经常锻炼的男生们来说也是一个好消息。据报道，那些经常锻炼的男生要比不锻炼的男生夜尿少。还有研究发现，经过运动干预，大部分轻度失眠的受试者能正常入睡，睡眠质量提高；失眠程度较重的受试者失眠频率降低，失眠时间缩短。

（五）松弛神经，情绪高涨，消除精神压力

让身心得到愉悦和锻炼身体之间有着紧密的联系。事实上，在 5 分钟的锻炼后，你才会心情愉悦。15～65 岁的人，如果经常进行常规锻炼，他们会更加开心，对生活更满意。不管是举重还是跑步，都会让你的身体保持运动状态，用出汗的方式提升你的情绪。

（六）保护大脑功能

锻炼对你的大脑功能具有保护作用。当你处于运动状态下，你的身体会将更多的血液输送到你的全身，这就意味着你的大脑有更多的血液流动。运动伴随着血流量和吸氧量的增加，这显然对中枢神经系统有良好的效果。这就是你运动中和运动后都非常警觉的原因。随着时间的推移，锻炼可以帮助你的大脑对抗各种疾病。

（七）燃烧更多卡路里，消耗体内多余的热量，有助于控制体重

锻炼让你的身体变成燃烧卡路里的机器。你肌肉生得越多，你卡路里就消耗得越多。由于这个原因，你可能时常感到饥饿。有利的是，你可以吃得更多，而不用担心你的肌肉会消耗。如果你正在减肥，不需要减少饭量，只是正常食量，就会发现你的体重在下降。

（八）增添生活情趣，也可提供与别人相处和合作的机会，因此建立友谊

娱乐运动使生活丰富多彩，增添很多乐趣。运动过程中，存在个人与个人之间、个人与集体之间、集体与集体之间的相互交往性，这种交往性可以使群体中成员在运动中相互影响、相互作用，产生情感上的相互感染和沟通，从而增进了解。这不仅扩大了社会交往面，还能够找到志同道合的伙伴，从而消除心理上的孤独感。由于体育运动的集体性和公开性，各种项目需要协作、配合，所以这种"默默地观察和陪

伴"，能促进良好的人际关系，有助于心理健康。

　　总之，运动使疲劳的身体得到积极的休息，使人精力充沛地投入学习、工作，人在运动之后，食欲会有所提高，睡眠质量也会得到改善，所有这些对缓解压力、保持良好心态、增进心理健康都是大有益处的。运动可调节人体各种情绪，舒展身心，改善生理和心理状态，恢复体力和精力。

第二节 运动心理学

一、什么是运动心理学

　　运动心理学是研究人在参与体育运动时的心理特点、规律的心理学分支。它的主要任务是：研究人们在参加体育运动时的心理过程，如感觉、知觉、表象、思维、记忆、情感、意志的特点，及其在体育运动中的作用和意义；研究人们参加各种运动项目时，在性格、能力和气质方面的特点及体育运动对个性特征的影响。

二、运动与心理活动

（一）运动中的感知觉

　　1. 视觉：在运动中，视觉对球类运动员具有重要意义。对方队员、同伴队员在场上运动，要准确地观察运动中的空间、方位、距离上迅速变化的各种关系，才能建立正确的运动方向。

　　2. 听觉：对方队员、同伴队员在场上运动，通过各种声音信号（语言、击掌、跺脚等身体动作声音）进行战术配合也是屡见不鲜的。

　　3. 触觉：是指经常从事运动的人，在长期的锻炼和训练中所形成的专项触觉的敏感性，如田径运动员的"速度感觉"，游泳运动员的"水感"。

　　4. 平衡觉：人类在日常生活中的觉醒状态时，头部都是与地面保持垂直状态，即使偏离，也是短时间和小幅度的。但是在体操、跳水、武术、花样滑冰及撑竿跳高等有难度的项目中，运动员在完成倒立、旋转和翻腾等动作时，要改变头部日常习惯位置，保持身体的一定姿势，这对运动员的平衡感觉能力提出很高的要求，需要其在长期训练中，锻炼培养自己具备精确感知自己身体位置变化的能力。

（二）运动中的思维

　　思维是人脑对客观事物间接的、概况的反映。运动思维就是在完成技术及战术运用时，总是与实际操作相联系的认知过程。在运动中，无论是掌握技术、完善技能，还是技能运用自动化，都离不开思维活动，它与动作操作过程紧密联系。

（三）运动记忆

记忆是个体对其经验的识记、保持及以后的再现（回忆或再认）的心理过程。运动记忆，即动作记忆，是以自己做过的运动动作及其系统为内容的记忆。运动记忆以身体活动为主要表现形式，以能否重做或再认外显的动作为其标志。

（四）注意与运动表现

注意是心理活动或意识对一定信息的指向和集中。当一个人学习运动技能或参加比赛时，他的心理活动或意识总会指向和集中在一个对象上。注意的控制是运动员需要掌握的最重要的心理技能之一。注意对运动表现的主要作用是对信息进行选择。

（五）运动愉快感

这是参加运动最优化的一种心理状态，指人在运动后产生的满足感和喜爱感，并对运动经历有一种积极的情感反应。运动只要有中等的表现，就足以经历到兴高采烈的高峰体验；更佳的运动表现则带来流畅自如的满足。它具有重要作用，是促进心理健康的中间变量。

三、影响运动的因素

（一）运动目的

运动目的有两种：一是以健康为目的，如减轻体重、消除紧张和焦虑、预防心血管疾病、促进身体健康；二是不以健康为目的，如为了发展娱乐技能、加强人际交往、满足好奇心等。

（二）个人能力

一个人的能力足以胜任运动任务挑战时，就会有愉快感产生，并且会全身心关注于该项运动任务。若任务没有挑战性，会让人产生厌倦感；若挑战性过大，则会使人焦虑，甚至产生挫败感。

（三）自我效能

它是指个体对自己在特定情境中是否有能力去操作行为的评价，也称"效能期望"。

在运动过程中和运动后，高自我效能比低自我效能有更积极的情绪状态，有更高的参与感。

（四）社会环境

运动的心理效应受社会环境的影响，社会环境也会影响运动愉快感的产生。体育运动时的社会环境包括运动的指导者、同伴和观众等，来自同伴的社会促进是个体参加并坚持体育活动的主要原因之一。

（五）运动兴趣

它是人们积极地认识、探究或参与体育运动的一种心理倾向，是获得体育与健康知识和技能，促进身心健康的重要动力。其发生以一定的运动需要为基础。运动兴趣发展成为从事某种体育运动的倾向时，就变成运动爱好。

第三节 运动与心理健康

一、运动对心理健康的影响

运动不仅促进生理健康，更能促进心理健康。运动与心理健康的关系越来越被人们关注。运动对心理健康的促进已成为共识。世界上各个国家、地区都在为提高大众的运动水平、倡导全民健身运动而积极呼吁。

体育运动心理学研究证明，在进行各项体育锻炼，尤其是体育比赛过程中，都需要参与者具有较强的自我调控能力、坚定的信心、顽强的毅力和百折不挠的意志与心理品质作为基础。因此，运动是改善人的心理状态，培养健全人格的有效途径。一项有关运动干预促进大学生心理健康的研究结果显示，运动成绩与心理素质呈显著的正相关，运动成绩较好的学生大多具有较好的心理素质。运动锻炼可以影响并改善学生的各种非正常心理状态，培养其勇敢坚强的性格、克服困难的勇气和拼搏进取的精神。

（一）运动能促进智能发展

智力的主要组成要素包括思维能力、观察能力、想象能力、记忆能力和操作能力。一项针对老年人运动的相关研究发现，运动能促进老年人的认知功能，缓解阿尔茨海默病的症状，降低个体患阿尔茨海默病的风险。研究表明，体育运动能有效促进人体的血液循环，强化心肺功能，使得大脑获取更多的氧气，为大脑的记忆能力和思维能力提供必要的物质保障，继而提高脑力劳动的效率。运动也提高大脑皮层的兴奋和抑制的协调作用，从而改善大脑皮质神经系统的均衡性和准确性，促进人们感知能力和观察能力的发展，同时改善和提高思维的灵活性、协调性和反应速度等。

（二）运动能改善情绪

情绪是一种较稳定持久的状态，而且在一段时间内会影响人的全部行为的情感体现。良好的情绪对人的行为是具有增力作用的；相反，消极的情绪会使人厌倦和烦躁。长时期的情绪压抑、忧虑和紧张是导致许多疾病的重要原因之一。因此，保持良好的情绪，对人的心理健康至关重要。

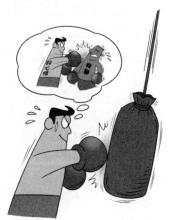

运动是良好的情绪调节器。运动可以使积极的情绪得以强化，同时又能够释放、转移、缓和情绪的负面作用。运动使人精神愉悦，心情舒畅，充满活力，不但能

81

克服现代人对城市快节奏生活的抵触、焦虑和怨念，更能稳定心理状态，抑制紧张情绪。体育运动对缓解抑郁、焦虑和其他慢性心理障碍有很好的帮助作用，如跑步可以减轻忧虑情绪，散步能使紧张烦躁情绪松弛或平静下来。

麦克曼等人的研究表明，经常参加身体锻炼者的焦虑、抑郁、紧张和心理紊乱等消极的心理变量水平明显低于不参加者，而愉快等积极的心理变量水平明显要高一些。海顿（Hayden）等人的研究发现，有规律的运动者比不运动者在较长的时期内更少产生焦虑和抑郁情绪。

（三）运动能培养坚强的意志品质

运动既是对身体的锻炼，更是对意志的考验。从事体育运动，须付出汗水与努力，要克服疲劳、寒暑对身体的侵袭，要从心理上战胜胆怯和退缩。克服外界对心理的不利影响，这本身就是一个意志品质的磨炼过程。长期从事体育运动的艰苦性、持久性，为意志品质的磨炼，提供了最好的条件。经过这样较长时间的锻炼与磨炼后，个体不仅能增强体质，更重要的是培养了勇敢顽强、勇于战胜一切的良好意志品质。

（四）运动能提高自我知觉和自信

个体根据自我兴趣、能力选择运动项目，一般都能很好地胜任，有利于增强个体的自信心和自尊心。在运动中，由于内容、难度、目的的差异，不可避免地会对自己的行为、形象能力等进行自我评价，正确认识自我。个体主动参加运动一般都会促进积极自我知觉。人在运动中对自己身体的满意可以增强自信，提高自尊。

（五）运动能减轻应激反应

心理学实验表明，运动具有减轻应激反应以降低紧张情绪的作用。这是因为体育运动可以锻炼人的意志，增加人的心理坚韧性，可以降低肾上腺素受体的数目和敏感性，可以降低心率和血压，减轻特定的应激源对生理的影响。

（六）运动能消除疲劳

疲劳与人的生理和心理因素有关。有研究表明，运动能提高诸如最大输出和最大肌肉力量等生理功能，减少疲劳。因此，体育运动对治疗神经衰弱具有特别显著的作用。

（七）运动能增加社会交往

协调的人际关系有利于生活幸福，有利于心理健康；如果人际关系紧张，就有可能产生孤独、寂寞的心理体验。近年来，大学生的心理健康水平日益下降。研究表明，大学生的人际关系问题已经成为影响大学生心理健康的重要因素。

运动对改善人际关系具有积极的作用。各种形式的运动项目都能增进人与人之间的友谊，提高人的心理适应能力，尤其是集体项目，如篮球、排球、足球等，要大家共同配合、协同。体育运动中，找到志趣相投的知音，能较好地克服孤僻，忘却烦恼和痛苦，从而给个体带来心理上的益处，有利于形成和改善人际关系，扩大社会交往能力，提高社会适应能力。布劳利（Brawley）等人研究指出，经常参加体育运动者更易与他人形成亲密的关系，人际交往能力亦更强。

（八）运动能矫正心理缺陷

体育运动能磨炼人的性格，使人变得坚强、刚毅、开朗、乐观。运动心理学研究表明，不同项目对心理所起的作用不同。通过有针对性的适当运动，可以纠正性格缺陷，改善心理和精神状态。对于心理素质差的人，建议多参加竞争激烈的运动项目，如足球、篮球等；对于天性胆小，性格腼腆的人，建议多参加游泳、格斗等有一定危险性的项目；对于性格内向、孤僻，不善于与人交往的人，建议选择团队骑行、跑步这类弱人际关联的团体运动；对于生性纠结，处理事情不果断的人，建议选择乒乓球、网球、羽毛球等项目；对于虚荣心强，遇事好逞强的人，建议选择一些难度较大的运动项目，如山路骑行等；对于处事不够冷静沉着，易冲动急躁的人，建议选择太极拳、瑜伽、马拉松等项目。

二、运动对心理健康的干预作用

研究发现，有规律的科学的运动能够预防消极情绪发生，并且认为科学合理的运动是治疗心理疾病的有效手段。目前，国外许多国家已经广泛地将体育运动作为治疗心理疾病的一种方法，我国近年来也做了大量的相关研究。

（一）运动与抑郁症

每个人都会有心情不好或不快乐的时候。抑郁情绪是一种无力应付外界压力而产生的消极情绪，它是我们生活中常见的情绪困扰，常伴有厌恶、痛苦、自卑等情绪。对于大多数人而言，抑郁情绪偶尔出现，出现后持续时间比较短，时过境迁，很快会消失。但一部分人会经常陷入抑郁状态而不能自拔，当此种状态持续下去，越来越严重，导致无法正常生活时，即称抑郁症。目前抑郁症治疗，除药物治疗、物理治疗和心理治疗外，我们还有"运动处方"。

研究表明，适当的运动可以单独有效地治疗轻到中度抑郁症；也可作为增效作用治疗更严重或难治性的抑郁；还有研究表明，运动除了减轻抑郁，坚持有规律的运动，还可以预防抑郁症的发生及复发。有研究证实，有氧运动是预防和治疗抑郁症的有效方法。国内李宏伟研究发现，针对大学生早期心理及行为治疗对抑郁症有效，但结合多种有氧运动的运动疗法，治疗效果更加显著。在进行有氧运动时，人体内新陈代谢加快，肾上腺素分泌增多，可以使人心情开朗和愉快。

运动可以"阻击"抑郁有几个原因。最重要的原因是，运动能促进人脑的各种变化。运动时，大脑还释放内啡肽，能激励精神，让人感觉良好。运动也可以分散注意力，让人找到一些安静的时间来摆脱消极情绪的循环。

（二）运动与焦虑症

焦虑是对当前或预计的潜在威胁所反应出的一种恐惧和不安的情绪状态。运动是自然而有效的抗焦虑治疗方法之一。它通过释放内啡肽减轻紧张和压力，增强身体和精神能量，增进健康。任何让你动起来的方法都能帮上忙，如果你集中注意力而不是分心，你会得到更大的好处。

（三）运动与压力

心理压力（简称"压力"）是常见的社会心理现象，是大学生普遍的心理和情绪上的体验，是影响大学生心理健康的主要因素之一，一定程度的压力有助于提高大学生的学习和工作效率，但过度的压力则会影响其身心健康。当人处在压力之下时，人的肌肉可能会紧张，尤其是脸、脖子和肩膀，留下背部、颈部疼痛或头痛，也可能出现失眠、胃灼热、胃痛、腹泻或尿频等问题。所有这些对身体症状的担心和不适都会导致更大的压力，造成身心之间的恶性循环。运动能打破这个恶性循环。有研究表明，运动是缓解压力的有效途径之一，原因可能是运动除释放内啡肽外，还有助于放松肌肉，缓解身体紧张。经常锻炼可以保持良好的心理效益和应对压力的良好状态，提高机体对抗压力和紧张状态下"正常运转"的能力，降低压力的不良反应，从而减轻压力对身体的危害。

三、心理健康有利于体育运动

心理健康有利于体育运动早已被人们关注。尤其在竞技比赛中，心理因素的作用越来越重要。心理健康的运动员反应敏捷，注意力集中，动作迅速准确，有利于竞技能力的高水平发挥。反之，则不利于竞技水平的发挥。因此，在运动中保持健康的心理十分重要。需要做到以下几方面：

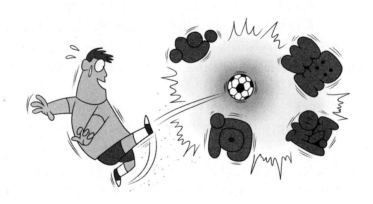

1．有明确的运动目的和运动欲望。在运动前，要有一种积极参加运动的自觉性和热情，避免被动违心的状态。

2．在运动中，注意力须集中，排除杂念。运动时，思想要集中在如何正确呼吸，如何正确掌握运动方法等方面。

3．尽量使运动轻松，在运动前适当放松，与同伴相互鼓励。

4．掌握心理调节方法，不断调节心理。调节心理并不神秘，任何人都可以自我调节情绪、意志。比如我们要跑步前，先对着镜子照照，整理头发、衣服等。

5．选择自己感兴趣的运动项目，尽量使运动与娱乐相结合。

第四节　运动对心理健康的影响机制

一、心理学分析

（一）自我效能理论

自我效能理论，指一个人对自己是否有能力去完成某种任务并达到预期效果所持有的信念，它包含许多元素，即可以是认知的、社会的和身体活动的。一个人对自我运动能力的信心与完成这一行为的现实能力有着密切的关系。经常参加体育运动者与非运动者相比，对于完成同样工作的能力，运动者具有较高的自信心。运动可以诱发积极思维和情感，从而对抑郁、焦虑和困惑等消极心境具有抵抗作用。

（二）社会交往假说

运动中积极、愉快的社会交往和集体的健身活动具有缓解抑郁的作用。体育运动是来源于生活而高于生活的一种特殊活动，是和造成人们精神（心理）障碍的活动不同的一种活动。在比赛场上人和人之间的交往中，用语言和文字进行的交往少，用身体的动作、表情、眼神等进行的非语言的交往多。通过对方的表情就可知道是喜还是怒，进一步根据对方的动作就可以理解对方的意图。比赛中常常可以看到通过拥抱、拍拍肩膀、击掌或握手等身体的接触来表达友好、亲爱之情。这种特殊的交往形式使人与人之间交往时不会因为感情深浅、身份高低、年龄长幼、长相俊丑、不同种族而存有戒心。这种运动中形成的全新的人与人之间的关系随运动时间、次数的增加而不断得到强化，被强化了的这种关系在以后的生活中可以成为经验，而这经验在后续生活交往中对原有的心理过程又有很好的调节作用。尤其对精神（心理）障碍患者来说，运动可改变其对人、对事的态度和想法，从而起到治疗精神（心理）障碍的效果。

（三）转移注意力假说

参与运动的机会，能够转移对自己的忧虑和挫折的注意力，从而使焦虑、抑郁等消极情绪的水平出现短暂的缓解。转移注意力假说的基本前提是身体活动和（或）身体锻炼给人们提供了一个机会，使他们能够分散对自己的忧虑和挫折的注意力，从不愉快的刺激或痛苦的抱怨中解放出来。例如：慢跑、游泳等运动能使运动参加者进入自由联想状态；在单调重复性的技术动作中，通过冥想、思考等思维活动，可以促进思维的反省和脑力的恢复。这种对注意力的有效集中和（或）转移，可以达到调节情绪的目的，从而有利于锻炼者的心理健康。

二、生理学分析

（一）单胺假说

运动改善心理健康的生理机制可能是运动时人体内单胺类物质的变化。脑中单胺类物质的改变可能在运动导致的情绪变化中起了媒介作用。运动时脑内单胺类物质会增加，也会加强脑内单胺类神经元突触的传递。脑内 5 -羟色胺、去甲肾上腺素、多巴胺可以影响肌体的觉醒和注意力，同时也与抑郁和睡眠失调有关。

（二）内啡肽假说

内啡肽假说是目前最流行的解释，是运动后情绪改变的假说。内啡肽是由脑垂体、下丘脑等分泌和释放的一种强大的吗啡类激素，是一种类似吗啡的生物化学物质，它能使人产生一种特殊的欣快感觉，这种欣快感觉对减轻忧愁，降低抑郁焦虑，增强活力有积极的作用。而运动能够促进人体内啡肽的释放，从而减轻痛觉和改变精神状态。

（三）心血管功能假说

该假说认为情绪状态的改善与心血管功能的提高相关。运动通过加强心血管系统的功能，加强血管的收缩性和渗透性。健康的血液循环能使体温恒定，有助于保持神经纤维的正常传导性，从而有利于心理健康。然而，并非所有的研究都支持这个假说。有研究发现，长期运动者的初始心理效应产生于前几周，那时运动者还没有体验到明显的心血管功能的提高。

第五节 如何做到科学合理的运动

一、科学运动

如何做到科学合理的运动？需要从以下三个方面考虑。

（一）合理的运动时间

指持续参与运动的时间。在某一特定的程度下，如果运动时间过长，就可能造成疲劳厌倦，不仅不利于增加情绪效益，而且可能会对情绪造成损害。大多数研究认为，产生心理效益的运动时间为 20 ～ 30 分钟。也有研究认为，通过身体锻炼进入积极陶醉状态并使大脑得以自由运转所需的时间

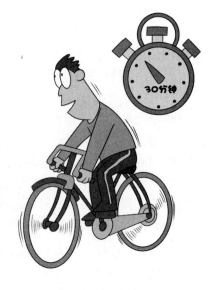

是 40 ～ 50 分钟。一般运动持续时间在 60 分钟以内，就可以达到较理想的心理状态。

（二）合适的运动强度

运动强度是指单位时间内所做的功，人们常常用心率作为评价强度的方法。运动强度分为 3 个等级，即高强度、中强度和低强度。

高强度：150 ～ 180 次/分或 >180 次/分；增强心肺功能，提高代谢水平。

中强度：120 ～ 150 次/分；对于改善心理健康状况更为有效。

低强度：<120 次/分；使人感到精力和活力方面的积极变化。

虽然运动强度的作用仍然存在争议，但中等强度的运动与增强心理健康的联系最为密切。有研究表明，高强度运动增加应激且对心理自我良好感产生相反的效果。有人建议将运动强度维持在安静心率至最大心率的 30% ～ 60% 范围内。年长的运动者在心率为 100 次/分的强度下步行 15 分钟可显著降低肌肉的电活动。每周进行 30 分钟左右的中等强度运动锻炼有利于抑郁症患者坚持和取得成功。

（三）运动频率

大多数运动心理学的实验研究所采用的运动频率都是每周 2 ～ 4 次，这可能是根据生理学运动处方每周 2 ～ 4 次的锻炼要求制定的。美国运动医学学会提出健身运动的主要原则：有氧运动大肌肉群，采用规则重复的方式，每周 3 ～ 5 次，最好每天 1 次，每次持续 30 ～ 60 分钟。根据年龄和身体状况安排，每次运动的能量消耗为 1 000 ～ 1 250 千卡，循序渐进，然后保持一定的运动量和运动强度。

（四）运动项目的选择

无氧类运动项目，可以有效地缓解抑郁，但不能有效地缓解焦虑。因此，如果希望改善整体的情绪状态，最好采用有氧练习。有氧运动与心境改变和应激减少有关。这些运动包括慢跑、自行车运动、爬楼梯和游泳等。同时，在选择运动种类时，必须使运动参加者从项目中获得乐趣并感到愉快。由于乐趣很可能与锻炼的坚持性相联系，它影响着长时间的身体锻炼，对促进自我良好感的产生有益，因此，产生最佳情绪效益的身体活动，首先必须是令参加者愉快和感兴趣的活动。

大量的研究表明，长期的体育运动可以有效地促进心理健康和治疗心身疾病。但这种促进和治疗作用不是自动产生的，只有科学的运动才能起到有效的作用。运动对心理健康的效应与运动的类型、运动强度的大小、运动者的年龄、基础健康状况和人格特征方面有着密切的关系。因此，因人而异制定适合的运动处方才能获得最大的心理效益。

二、过度运动的消极影响

滥用运动综合征（exercise abuse syndrome）：患者的典型表现是把运动放在一个无节制的优先考虑的位置，即使受伤也不愿放弃运动。滥用运动有可能导致饮食紊乱和对心理状况产生不良影响。过度运动在心理上的主要症状包括：压抑、疲劳、焦虑、易怒、冷漠、自尊心下降、情绪不稳、害怕竞争、人格的改变、工作或训练时精神不集中等。治疗方法是休息和停止运动几周。

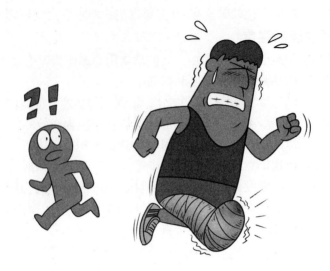

三、坚持运动的策略

做到科学合理的运动有助于心身健康，很多人刚开始运动时充满兴趣和信心，但坚持不久。如何才能使人坚持运动？主要有如下策略：

（一）起步要缓，循序渐进

运动要循序渐进，这是运动锻炼的基本原则。所有运动的强度都应从低强度向中高等强度逐渐过渡，运动时间应逐渐加长，运动次数由少增多。为了养成运动习惯，起初几周的运动计划要定在你的能力范围之内，否则会被残酷运动量吓跑。

（二）目标的力量是无穷的

制定一个目标，这个目标一定要具体，比如"春节前，减重20斤"或"穿小一号的衣服"之类的，然后把运动计划分解到一个月、每一周。

（三）和志同道合的朋友一起运动

有时一个人锻炼难免会有枯燥和寂寞的感觉，不想练的时候又没人监督，很容易半途而废。两个人一起锻炼还可以有说有笑，互相勉励会给你增加一些信心。找个朋友，两人互相监督，一起加油努力。

（四）想象瘦身后的模样

当想放弃运动时，想想自己瘦下来的样子，鼓励自己继续加油，再坚持几秒，再努力一次，这都是值得的。

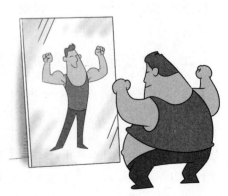

（五）适时改换运动项目

如果每天都吃一样的东西，你很快就会感到厌倦。运动的方法有很多种，比如跑步、游泳、仰卧起坐，或者单双杠。这样不至于觉得无聊。一般来说，早上起来适合慢性运动，比如小跑、打太极拳等。傍晚的时候可以进行一些高强度的运动。你可以随着季节的变化而更换健身项目——夏天去山地骑车和越野跑，冬天则去滑雪。

（六）快乐才是运动的理由

运动时不要计较燃烧了多少卡路里，锻炼了哪块肌肉，而要想想你是否开心快乐。要是在运动中得不到乐趣，坚持就会变得困难。这世上有那么多种运动项目，总有一种是你喜欢的。选择你喜欢的运动项目，从中得到快乐，自然而然会坚持下去。

（七）运动和吃饭一样，是习惯

如果能将运动跟吃饭一样，变为一种生活习惯，你会发现坚持其实不太难。一旦养成习惯，运动就成为一件自然而然的事情，没有什么外力可以阻挡。如果你已经养成了运动的习惯，千万不要在遇到一点点困难时就放弃它。让运动成为习惯，才能让生命更加精彩。

（八）偶尔把运动强度降低

有时适当降低运动强度，与其认为反正无法完成 5 千米长跑而什么都不做，还不如出去散步 1 千米，让自己感觉良好。这种策略对于坚持运动非常有效。如果你经常运动，那么，偶尔停下 1 ～ 2 天不会有太大影响。

（九）适当的奖励自己

通过调整运动方式使自己坚持下去，不如采取奖励自己这个方法来得有效。制定一个目标和达到目标后的奖赏，然后朝着目标前进。如果坚持满 1 周、1 个月，分别设置自己想要的奖励作为犒赏。

（夏晓伟）

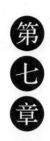

第七章

常见精神（心理）障碍

　　心理疾病，又称心理障碍或精神障碍（mental disorders），指以认知、情绪、意志行为等心理过程或个性心理特征（人格）异常或显著偏离为主要的临床疾病类别，常伴有不同程度的心理痛苦和社会功能损害。由于当前绝大多数心理疾病的病因或机制不明，其分类以临床症状或综合征为依据，故而术语上多采用"障碍"（disorder）而非"疾病"（disease）。随着社会发展和医学技术进步，精神障碍分类与诊断标准也在发展变化之中。目前我国精神医学领域，临床工作中使用世界卫生组织（WHO）编写的《国际疾病分类与诊断标准》（ICD），其最新版本为2018年发布的第11版预览版。科研工作中多采用美国精神病学会编写的《美国精神障碍诊断与统计手册》（DSM），其最新版本为2013年发布的第5版。我国于2002年发布了《中国精神障碍分类与诊断标准》第3版（CCMD-3），在临床和科研工作中也被广泛使用。根据上述分类系统和我国流行病学调查资料，精神分裂症、双相情感障碍、抑郁症、焦虑症和其他神经症（如强迫症、恐惧症等）、应激相关障碍、器质性精神障碍（如阿尔茨海默病、脑动脉硬化所致精神障碍、脑炎所致精神障碍等）、精神活性物质（如酒精、各类毒品）滥用等为常见精神障碍。限于篇幅，本章仅介绍和大学生群体关系最为密切的两类——抑郁症（depression）和焦虑症（anxiety）。

第一节 抑郁症

一、概述

　　广义上，抑郁症和抑郁障碍（depressive disorders）是同义词，指一组以抑郁综合征为原发和主要临床相的精神障碍，包括重性抑郁障碍（major depressive disorder，MDD）和恶劣心境（dysthymia）两个主要临床亚型，前者为发作性病程，后者为持续性病程，在抑郁严重程度上前者更重。狭义上，抑郁症一般指重性抑郁障碍，是以抑郁发作为原发和主要临床的精神障碍。本书采用狭义概念。

　　抑郁症以持久（2周以上）且与现实处境不相称的显著的情感低落、兴趣减退为核心症状，常伴随明显的精力不足、认知功能损害、言语活动减少、自我评价下降、无价值感、绝望感、轻生观念、睡眠障碍和躯体不适，严重者可出现木僵、幻觉、妄想等精神病性症状或自杀企图甚至自杀行为，导致不同程度的心理痛苦和社会功能损害。

　　抑郁症可表现为单次发作或者反复发作，或者呈现为持续性、波动病程，但在发作前及整个病程中不应出现躁狂、轻躁狂或混合性发作表现，否则应诊断为双相情感障碍。多数抑郁发作可自发或者在治疗后缓解，少部分患者可能表现为慢性疾病状态或者有残留症状的部分缓解状态。由于受心理社会因素等多方面的影响，故抑郁症属于高复发类疾病，有数据显示，未经治疗的患者，复发率高达80%。

抑郁症是心身致残类精神障碍，约半数以上患者可出现轻生观念，严重情况下可导致自杀，其自杀死亡率为4.0%～10.6%。全球每年近100万自杀者中约半数可诊断为抑郁症。自杀未遂或自伤严重时可导致肢体功能残疾，抑郁症状还可损害学习、工作、社交等社会功能而导致患者人生发展受阻、劳动能力受损以及加重家庭经济负担，WHO全球疾病负担研究指出，抑郁障碍占非感染性疾病所致劳动能力丧失（disability）的比重为10%，而这一比例至2020年预计将成为仅次于心血管疾病的第二类疾病。

抑郁是个体面对学习、工作、事业中挫折、失败或生活中不如意，以及重要关系或较大财物丧失等情况时出现的常见的情绪反应。虽然在这些心理社会因素影响之下，少部分个体可能罹患抑郁症，但多数个体并不会发展为疾病状态，而只是表现为心情不好等负面情绪。其与抑郁症的主要区别在于：①情绪低落程度较轻，保留一定兴趣爱好和一定动力；②持续时间较短；③影响范围小，在不涉及刺激事件的情境中可以保持接近正常的社会功能；④保有一定自我调整能力，心理复原力较强。

二、流行病学

抑郁症是常见的精神障碍，根据2017年WHO发布的资料，全球罹患抑郁障碍患者（包括MDD和恶劣心境）总数约为3.22亿人，患病率约为4.4%，女性（5.1%）高于男性（3.6%），患病率高峰年龄段为55～74岁（女性7.5%，男性5.5%）。中国地区患病率为4.2%。我国于2012—2014年对全国31个省、自治区、直辖市（不含港澳台）18岁以上社区居民进行的流行病学调查显示，以抑郁症为主的心境障碍的患病率为4.06%。2007年对我国2046名在校大学生的流动调查资料显示，MDD的终生患病率为3.9%，12个月患病率为2.4%。在美国，MDD的12个月患病率接近7%，女性是男性的1.5～3倍，18～29岁年龄段患病率最高，是60岁以上人群的3倍。一般而言，抑郁症可首发于任何年龄，以青春期和成年早期多见，也可见于老年期。

从2005年到2015年，全球患抑郁障碍人数增加了18.4%，同时随着精神卫生知识的普及，其知晓率逐步提升，社会歧视逐渐减少。但和其他精神障碍类似，抑郁症的社会知晓率仍较低，非精神专科的内科医生对抑郁症的平均识别率也只有55.6%，我国报道的数据更低至21%。同时，抑郁症就诊率低，我国只有6.0%的患者在发病1年内就诊，远低于欧、美、日等发达国家30%～50%的就诊率。

抑郁症发病与多种生物学和心理社会因素相关，概括其发病的主要风险因素有：①童年创伤（如被虐待尤其性虐待、被忽视）或不良成长环境；②抑郁症、情感障碍家族史；③应激事件（新近发生的重大精神创伤或持续性困境）；④社会支持不良，尤其缺乏亲密关系；⑤女性特殊生理阶段，如产后、围绝经期等；⑥个性特征，如缺乏自信、焦虑、内向、对刺激敏感、追求完美或过于关注细节、犹豫不决、依赖等。

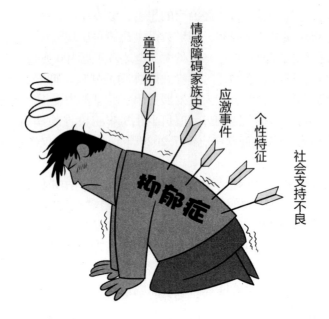

三、临床表现

抑郁症的典型临床表现可以概括为"三低"：情感低落，思维迟缓和言语活动减少。

1. 情感低落或抑郁心境：患者愉悦感降低甚至缺乏，易沮丧、哭泣，唉声叹气，常感到"闷闷不乐""高兴不起来""没有开心的感觉"，部分患者伴有焦虑或烦躁不安。

2. 兴趣减退或缺乏：以往感兴趣的活动对患者不再有吸引力，所以患者常不愿继续从事或参与此类活动，即使能够勉强参与，也无法从中体验到往常的乐趣。

3. 精力减退，动力不足甚至缺乏：患者总感到疲惫，在工作、学习、日常活动中精力不足，言语减少甚至不愿讲话。动力不足或缺乏，常卧床、发呆，不想出门，不愿见人，不想做事，动作缓慢，甚至无法应付日常生活。严重者，其精神运动性抑制可达木僵程度，表现为卧床、呆滞、不语、不动、不食，需要及时的医学干预。

4. 思维迟缓，认知功能下降：患者常诉脑子变得迟钝，反应变慢，"脑子像生锈了一样转不动"。注意力不能集中，记忆力明显下降，学习、工作效率明显降低，甚至无法坚持学习或工作。部分患者犹豫不决，面对问题时不能深入思考，无法做出决定。

5. 自信心下降，自我评价过低：患者常自卑、自责、内疚，感到自己没有价值，有无用感或无能感，觉得自己拖累家人或集体。患者常对未来感到悲观、失望甚至绝望，觉得自己的生命没有意义，甚至出现自杀念头、自杀企图以至自杀行为。

6. 本能欲望降低：患者常食欲下降甚至完全没有食欲，因此体重可在短时间内明显下降。同时患者性欲下降，性活动明显减少。

7. 睡眠障碍：患者可表现为早醒，比平常早 2～3 小时醒来后难以再入睡，同时伴情感低落或心理痛苦；或者入睡困难，超过 30 分钟难以入睡，或浅睡易醒，睡眠持续时间短，伴有多梦，且常有悲伤、消极或恐惧性梦境。

8. 躯体不适：患者常见的躯体症状有心慌、胸闷或胸部压迫、阻塞感，呼吸不畅，不自主深吸气、叹气，头晕、头痛，部位不固定的肌肉酸胀或疼痛。

9. 精神病性症状：主要见于重度患者。患者可出现与其低落心境相一致的言语性幻听，如听到熟悉或陌生的声音指责、批评或嘲笑自己，甚至带有命令性的让患者去自杀的声音。患者可出现关系妄想，没有事实根据地认为他人看不起、贬低性评论自己。极个别重度患者可出现自罪妄想，即无理由和事实依据地认为自己犯了重大错误甚至违法犯罪，理应受到惩罚。

10. 自知力不完整或缺乏：主要见于中重度患者。患者不认为自己有病或者认为自己病情无法治疗，不愿意就诊，甚至不配合治疗。轻度患者常保有充分自知力并主动求治和积极配合治疗。

11. 症状晨重暮轻：部分患者一天之中可有病情波动，表现为早晨最为严重，尤其是早醒时更为明显，而午后至夜间抑郁程度有所减轻。

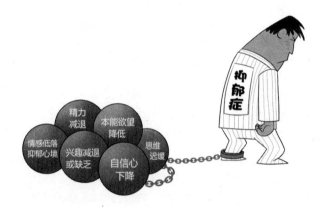

四、诊断

为明确诊断抑郁症，需要进行以下工作：

1. 详细而全面的病史询问。尤其应注意：①患者是否曾出现过精神运动性兴奋表现，如情感高涨、过度愉悦、头脑敏捷、过于自信或夸大、睡眠减少但精力充沛、言语和活动增多、举止轻浮、行为草率等；②发病前有无重大精神创伤事件发生；③患者有无长期大量使用酒精、安定类药物，有无使用各类毒品，有无使用利血平等单胺递质耗竭类药物，以及内分泌调节、抗病毒药物等可能影响情绪状态的非成瘾类药物；④有无急性或慢性化学品或重金属中毒可能；⑤有无甲状腺功能亢进或减退、贫血等影响情绪、精力状态的躯体疾病，或脑炎、脑血管疾病、脑肿瘤、脑外伤等直接影响脑功能的疾病。如患者存在上述情况，则应进一步全面评估和完善相关检查，以免漏诊或误诊。

2. 心理测量。Zung 抑郁自评量表（SDS）常用于患者的自我评估，其标准分大于 50 分（国内建议 53 分）提示患者可能存在抑郁症状。汉密尔顿抑郁量表

（HAMD）常用于医务人员对患者的评估，其 24 项版本的总分界值为：＜ 8 分，正常；8 ～ 20 分，可能有抑郁；20 ～ 35 分，肯定有抑郁；＞35 分，严重抑郁。

3. 体格检查及必要的辅助检查以排除器质性病变，尤其应关注脑影像学、脑电图、甲状腺功能等。

临床工作中可根据现行分类与诊断系统对抑郁症进行诊断，这里列出其诊断要点：

1. 患者存在显著的情感低落和/或兴趣减退，并有 3 个及以上的下述症状：食欲减退、体重下降，失眠或睡眠过多，精神运动性激越或迟滞，精力不足，无用感或过度内疚感，思维迟缓或注意力不集中、犹豫不决，自杀观念。

2. 上述症状持续 2 周以上，几乎每天大部分时间均存在。

3. 患者存在显著心理痛苦或明显影响社会功能。

4. 上述症状并非继发于其他精神障碍、重大精神应激事件、躯体疾病或脑部疾病，或成瘾、非成瘾物质滥用或中毒，根据病史、体征及辅助检查，也没有发现可以解释上述症状的器质性病变。

5. 既往病史或本次病程中从未出现躁狂或轻躁狂发作。

依据患者的抑郁症状数目、症状的强度和症状造成的功能损害程度，抑郁症的严重程度可以分为：

1. 轻度：超出诊断标准的症状数目很少，且症状的强度虽可导致心理痛苦但可以控制，造成的社会功能损害很小，基本可以继续日常活动、社交和工作、学习，但效率下降。一般没有或有出现频率低且可自我控制的自杀观念。

2. 中度：介于轻度和重度之间，社会功能受损，虽可坚持日常活动和工作学习，但效率明显下降，自我感觉有明显困难。行动变慢，可观察到忧郁表情，不太注重妆容。可有自杀观念，但尚可控制，一般没有自杀企图。

3. 重度：症状数量大大超出诊断所需，且症状的强度严重而令人痛苦并难以控制，症状明显干扰各项社会功能，几乎无法继续日常活动、社交和工作学习。可出现明显精神运动性迟滞甚至木僵，可出现明显自杀观念或企图甚至行为，可出现幻觉、妄想等精神病性症状。

五、病因和发病机理

迄今为止，抑郁症病因未明。根据患者亲属患病率、双生子同病率等研究，结合蛋白质基因组学等研究情况，目前认为抑郁症的遗传模式为多基因遗传模式，即多个微效基因共同作用并加上环境因素的影响，最终导致疾病的发生。对于抑郁症的相关基因研究间一致性较差，目前尚无公认结果。一般认为遗传因素决定了个体对抑郁症的易感性，而后天环境因素，如心理应激（尤其是童年创伤，不良成长环境），进一步增强了个体的易患素质，其后在负性生活事件或持续性压力环境等诱发或促发因素作用下，最终导致疾病的发生。

目前，对于抑郁症的发病机制，比较重要的假说有：

1. 单胺神经递质假说：该假说认为抑郁症的发生和中枢神经系统神经元突触间

隙 5 −羟色胺、去甲肾上腺素以及多巴胺等单胺类神经递质的浓度下降有关，而通过各种途径提高突触间隙这些神经递质的浓度，则可以使抑郁症状减轻甚至消失。该假说是当前抑郁症药物治疗的理论基础，并在临床上取得了显著成效，是最重要的抑郁症病理机制假说。

2. 心理学模型：不同理论流派从不同角度提出了抑郁症发生的心理学模型，都至少部分解释了抑郁症的成因并在相应心理治疗中取得了一定效果。精神动力学主要以依恋关系理论为基础，强调被忽视、被虐待、亲密关系丧失等童年心理创伤的作用，或者自我与超我矛盾导致的心理冲突的内向化的表现。行为主义认为抑郁症的发生是个体在持续性困境中形成的习得性无助的结果。认知治疗理论认为成长历程中形成的僵化、非适应性、非理性或逻辑错误的核心信念（功能失调性假设），以及广泛存在自动出现的负性自动思想使患者存在多种认知歪曲，形成了悲观、消极的认知模式，在负性生活事件的诱发下出现抑郁症状，而这些症状又与负性自动思想形成恶性循环，导致抑郁症状的持续存在、迁延不愈。

3. 脑部结构或功能异常假说：近 20 年脑结构与功能影像学的研究发现，抑郁症患者存在前额叶皮质—边缘系统网络（prefrontal-limbic network，PLN）结构或功能异常，主要涉及的脑区有内侧前额叶、前扣带回、杏仁核、海马、丘脑与下丘脑等。这些脑区与人类情绪发生与调节、情绪记忆等密切相关。近年来，深部脑刺激（deep brain stimulation，DBS）对难治性抑郁症患者治疗效应的研究为未来抑郁症的治疗开拓了新方向，而 DBS 靶点选择则以脑影像学研究为基础。

4. 应激假说及神经内分泌改变：不少研究发现抑郁症患者存在下丘脑—垂体—肾上腺皮质轴（HPA）功能亢进，皮质醇生物节律紊乱，并可能通过影响神经生长因子而造成脑神经元损伤甚至凋亡，从而影响脑功能并造成抑郁症的发生，而应激则可能是导致 HPA 功能亢进的原因。此外，临床上发现甲状腺功能异常和情感障碍（包括抑郁障碍、双相情感障碍）共病率高，而产后、围绝经期女性对抑郁症易感性增高，均提示下丘脑—垂体—甲状腺轴以及下丘脑—垂体—性腺轴等神经内分泌改变也可能和抑郁发生有关。

5. 心理社会因素：近年来，被忽视、被虐待（家庭暴力、性侵犯等）早年心理创伤在抑郁症发生中作用越来越受到重视，其中介机制可能涉及应激反应、个性形成（包含认知歪曲）、大脑结构或功能改变等。此外，应激事件、个性特征、社会支持及经济状况，也可能会导致抑郁症的发生。

六、抑郁症的治疗

概括而言，抑郁症的治疗可分为 3 类：药物治疗、心理治疗和物理治疗。其中，药物治疗以抗抑郁药物为核心，是基础性治疗，适用于所有抑郁症患者。心理治疗是重要的辅助治疗方式，仅可单独应用于轻度患者。物理治疗主要包括无抽搐电休克治疗以及重复经颅磁刺激治疗，前者为增效性治疗，一般仅在急性治疗期短期应用，以快速缓解抑郁症状为目的，且几乎不单独使用，后者为辅助性治疗手段。抑郁症的总体治疗策略为：以循证医学为基础，以临床评估为前提，以全病程管理为框架，综合应用各种治疗技术，制订个体化治疗方案。

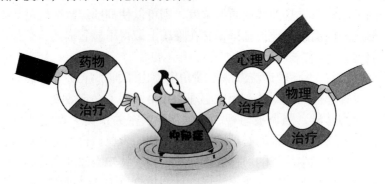

抑郁症的治疗可以分为 3 个阶段：

1．急性治疗期：2 ～ 3 个月。治疗目标为临床治愈，即症状消失，HAMD － 24 评分低于 8 分，同时社会功能基本恢复。基本方案为足剂量抗抑郁药物 ＋心理治疗，必要时合并无抽搐电休克治疗或应用抗精神病药物。

2．巩固治疗期：6 ～ 12 个月。治疗目标为巩固疗效，防止复燃，进一步促进社会功能恢复，达到痊愈。基本方案为足剂量抗抑郁药物 ＋心理治疗。

3．维持治疗期：1 ～ 2 年。治疗目标为防止复发，进一步提高生活质量和心理健康水平。基本方案为维持剂量抗抑郁药物。此期间病情稳定者，可逐渐减少药物剂量直至停药。

抑郁症的主要治疗方法如下：

1．药物治疗。一般来说，抗抑郁药物治疗适用于所有抑郁症患者，但对于轻度患者，可以首先选择规范性心理治疗而不使用抗抑郁药。对于中度、重度患者，抗抑郁药物的使用是必要的。抗抑郁药的总体有效率为 70%。目前，临床上常用的抗抑郁药有：

（1）选择性 5 －羟色胺再摄取抑制剂（selective serotonin reuptake inhibitors，SSRIs）和去甲肾上腺素再摄取抑制剂（serotonin-noradrenaline reuptake inhibitors，SNRIs）为目前临床上应用最为广泛的抗抑郁药，其药理机制为通过选择性阻断相应受体来降低突触前膜对 5 －羟色胺、去甲肾上腺素的再摄取，从而提高突触间隙 5 －羟色胺、去甲肾上腺素的浓度，增强 5 －羟色胺、去甲肾上腺素的效能，进而发挥抗抑郁效果。SSRIs 代表性药物有氟西汀、帕罗西汀、舍曲林、氟伏沙明、西酞普兰和艾司西酞普兰。SNRIs 代表性药物有文拉法辛和度洛西汀。

（2）其他抗抑郁药物，如安非他酮、米氮平、阿戈美拉汀、金丝桃素制剂等不同机制的药物，因各具特色，在临床上应用于部分抑郁症患者。阿米替林、丙咪嗪、氯米帕明和多塞平等在 SSRIs 等新一代抗抑郁药出现之前是临床常用药，但由于不良反应明显，目前已基本淘汰。与当前抗抑郁药物作用机制均不相同并可快速起效的新型抗抑郁药正在研发之中。

除上述抗抑郁药外，因抑郁症症状的复杂性，常需要使用其他药物，如使用苯二氮䓬类药物（如阿普唑仑、劳拉西泮、氯硝西泮等）改善睡眠困难，使用小剂量抗精神病药物（如喹硫平、奥氮平、利培酮等）缓解顽固性或苯二氮䓬类难以解决的睡眠障碍，或用以控制激越症状和精神病性症状。

一般来说，SSRIs 和 SNRIs 类抗抑郁药物不良反应较少且程度较轻，用药初期常见的不良反应为胃肠道反应、疲惫、嗜睡或失眠等，一般在三天至一周后自然缓解而不需要特别处理。长期用药中部分患者可能出现性功能障碍，男性表现为射精延迟、性快感降低，女性表现为性快感及性欲下降。个别患者在用药初期可能出现烦躁不安、自杀观念或冲动增加，须加以警惕并及时调整。

2. 心理治疗。根据患者的具体情况，多种心理治疗技术均可用于抑郁症的治疗。循证证据较多的治疗方式为认知行为治疗（cognitive-behavioral therapy，CBT）和人际关系治疗（interpersonal therapy，IPT）。有研究显示 CBT 对抑郁症的有效率约为 60%，一般需要 15 ～ 20 次治疗，每周 1 ～ 2 次，单用 CBT 治疗 5 ～ 7 周（每周 2 次）后可取得明显效果。症状缓解之后每月 1 ～ 2 次维持治疗，持续 6 ～ 12 个月。此外，精神分析治疗、家庭治疗等也可用于抑郁症的治疗。

3. 物理治疗。目前抑郁症的物理治疗主要是改良电抽搐治疗（MECT）和重复经颅磁刺激治疗（rTMS）。MECT 主要用于强烈轻生观念或自杀企图、木僵或拒食患者，以及经规范药物治疗但疗效欠佳或无法耐受药物治疗的患者。一般 6 ～ 12 次治疗为一疗程，隔日一次。

七、抑郁症的自我识别与自我调整

抑郁症临床表现包括情感体验、认知功能受损、行为改变、睡眠障碍以及躯体不适，可从以下两个方面自我识别。

1. 自我体验。快乐感减少，懒言少动，头脑反应迟钝，注意力不集中，记忆力变差，学习、工作效率下降，难以入睡或比平常提早醒来，头昏、胸部压迫感、部位不定的疼痛等。上述不适越多，持续时间越长，则患抑郁症的可能性越大。

2. 使用自我评估量表。如上述 SDS，标准分界值参考如下：<50 分，无抑郁；50 ～ 59 分，轻微至轻度抑郁；60 ～ 69 分，中至重度抑郁；>70 分，重度抑郁。

对于抑郁症的自我调整，主要包括：①规律作息，尽量保证睡眠时间。②加强体育锻炼，每天进行慢跑、游泳等有氧运动 30 分钟。③情绪自我观察，如负性情绪出现在什么情况下，在出现情绪反应之前头脑中出现过什么样的想法。在此基础上尝试进行自我认知调整，如换个角度看问题，思考除了自己头脑中出现的对问题的想法或解释，还有没有其他的可能。④解决问题。首先，学习解决问题的方法，如找出问题关键，列举可能方案，筛选确定最可行的方案，执行这一方案并对效果进行评估；其次，把问题从笼统变为具体，把任务化整为零，从易到难，逐一突破。⑤积极的自我暗示，即使用正性语言进行自我鼓励。

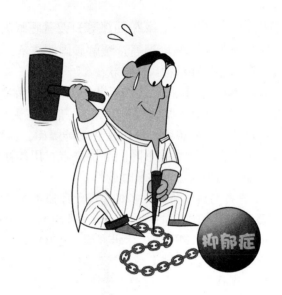

【典型案例】

患者为18岁女性，高三学生。

主诉：心情差，压抑，不想去学校4周。

现病史：患者于4周前可能因为放松了学习而导致成绩下降，为此自责，感到压抑和不想说话，不想与人交往，担心他人的负面评价，不知道将来如何安排，感到前途迷茫。睡眠欠佳，时常早醒。感到注意力不能集中，记忆力下降，头脑反应迟钝，思路不清晰。有时觉得生活没有意义。比较敏感，觉得别人会议论自己。不想上学，在学校里感到紧张和压抑，曾忍不住在教室哭泣。

既往体健。个性偏内向，患者一家三口，和父亲关系较为融洽，交流多，但觉得和父亲的交流比较表面。患者和母亲关系紧张，可能和自幼受到母亲的严格管教有关。

诊断：抑郁发作。

● 第二节 焦虑症

一、概述

焦虑是一种常见的不愉快的情绪体验，是个体面对未知情境或预感到某种威胁而又难于应付时产生的紧张不安或恐惧。焦虑情绪往往伴随着警觉性的增高和身体资源的动员与再分配，使身体处于应对威胁的准备状态，因此，一定程度的焦虑是一种保护性反应，有利于个体的生存。在一定范围内，焦虑程度与工作、学习效率成正比，并有利于激发潜能和超常发挥。有利于完成任务的最佳焦虑水平与任务难度相关，低难度任务对应的最佳焦虑水平较高，而高难度任务对应的最佳焦虑水平较低。与任务难度不相匹配的过度焦虑会使工作或学习效率下降，甚至导致任务不能完成。过度的焦虑常伴有心慌气促、口干舌燥、肌肉紧张、肢体震颤、坐卧不宁、尿意频频等不适，注意力分散或难以转移、重复思虑而思路不清或头脑空白、心理痛苦和烦躁不安。非疾病性的焦虑情绪在诱发因素消除后会很快消失或明显缓解。

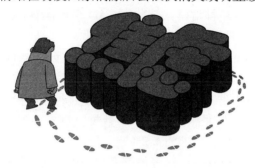

焦虑症，又称焦虑障碍（anxiety disorders），是以原发和持续存在或反复发作的显著性焦虑症状为主要临床表现的一组精神障碍。与现实处境不相称或没有明确指向和具体内容的过度紧张、担忧、恐惧的情绪体验伴有明显的心慌、胸闷、气短、尿频、出汗等自主神经症状，以及肌肉紧张、颤抖、运动性不安、乏力等运动系统症状为核心症状，常伴入睡困难、食欲下降、部位不定的肌肉酸痛等，部分患者可伴有疑病和主动回避。患者自知焦虑过度，不合理且没有必要，但又难于控制，故常伴有明显的心理痛苦和社会功能受损。临床上主要包括惊恐障碍（panic disorder，PD）和广泛性焦虑障碍（general anxiety disorder，GAD）两个种类。

从焦虑的程度、持续时间、造成心理痛苦的程度以及对社会功能影响的程度等方面，可以区分焦虑障碍与特定生活事件（如考试、表演、社交、高强度工作等）导致的焦虑情绪。后者焦虑程度与现实处境基本匹配，带来的心理痛苦或躯体不适轻微或不严重，基本不影响或只是轻微影响社会功能，持续时间不长，在应激因素解除后很快消失，同时可以通过自我调整使焦虑程度降低。

需要指出的是，DSM-IV（1994年）"焦虑障碍"类别中除PD和GAD外，还包括恐惧性障碍，如特定恐惧、广场恐惧、社交恐惧，强迫症和应激相关障碍（如急性应激障碍、创伤后应激障碍和适应障碍）。而DSM-5（2013年）和ICD-11（2018年）则移除了强迫症和应激相关障碍，但又增加了常见于儿童的分离焦虑障碍和选择性缄默。这些分类的变化势必对以同时代分类体系为基础的流行病学调查等研究数据产生影响，需要在阅读有关文献时加以关注，以免产生误解或得出错误结论。

焦虑症是常见的精神障碍之一，WHO估计2015年全球有3.6%的人（约2.64亿人）患有各型焦虑障碍（依据DSM-IV分类），其中中国为3.1%（约4 000万人），较2005年增加了14.9%。不同国家患病率数据差别较大，其中GAD的年患病率为 0.4%～3.6%，PD 年患病率为 0.1%～3.0%，东方及发展中国家远低于欧美等发达国家，原因尚不明确。美国成年人 GAD 的年患病率为 2.9%，终生患病风险为 9.0%，欧美国家 PD 的年患病率（包括青少年）为 2.0%～3.0%。我国 2006 年流动性调查数据显示，成年人 GAD 的年患病率为 0.8%，PD 为 0.2%。

焦虑症发病年龄早，多数在 35 岁以前发病，PD 发病中位年龄为 20～24 岁，GAD 为 30 岁，45 岁以后首发者较为少见。患病率存在明显的性别差异，女性高于男性。我国城市人口患病率高于农村。焦虑障碍具有共病率高的特点，约 3/4 的患者一生中至少共病一种其他精神障碍，近半数 GAD 患者伴有抑郁症状，12% 共病抑郁症。PD 患者常共病广场恐惧症。

焦虑症的识别率和就诊率较低。由于躯体不适常涉及心血管系统、消化系统、呼吸系统、神经系统等多个系统，所以焦虑症患者在发病初期常在非精神专科就诊，部分伴有疑病倾向的患者更是辗转于多家医院并反复进行躯体检查，部分患者还因为不愿接受"心理疾病"而讳疾忌医。据 WHO 数据，世界各国在焦虑症发病当年即就诊的比例为 0.8%～36.4%，我国为 4.2%。

焦虑障碍为慢性波动性病程，未经治疗者也可能有时间长短不等的缓解期，但极少可以痊愈。病情波动多和生活事件相关。

二、临床表现

（一）广泛性焦虑障碍

广泛性焦虑障碍以持续存在的对多种日常活动或没有明确指向、具体内容的过度担忧、紧张不安为特征，焦虑症状出现于几乎每天的多数时间，并已持续至少 6 个月。具体表现有：

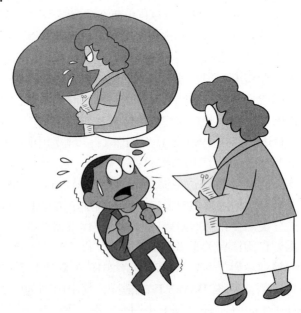

1. 焦虑情绪：常表现为预期焦虑（apprehensive expectation）具有泛化特点，可由对某一事件（如工作指标或学习成绩）逐渐发展为在多种日常活动中均出现过分担忧、紧张、忧虑，总担心出现最糟糕的结果；也可表现为漂浮性焦虑（free-floating anxiety），即没有明确指向和具体内容的内心紧张不安，感到似乎随时会有什么不幸或灾难性的事情发生，甚至惶惶不可终日。

2. 认知功能受损：注意力集中困难，记忆力下降，思路不清晰甚至头脑空白而难于思考，工作、学习效率下降甚至影响日常生活。

3. 紧张行为：运动性不安，小动作、重复动作增多；肌肉紧张，动作不协调，言语不流畅，肢体颤抖，肌肉抽动，肌肉酸痛。

4. 自主神经功能紊乱等躯体症状：心慌、心悸，胸闷、气促，胸部压迫感或堵塞感；面红、出汗，尿频、尿急；警觉性增高，易受惊吓；精力不足，易感疲惫、乏力、虚弱；感觉过敏，怕冷、怕风；部位不定的疼痛，消化不良、胃肠不适等，体重下降。

5. 睡眠障碍：常表现为难于入睡，四肢不宁，睡眠保持困难，浅睡易醒，多梦且梦境常紧张、恐怖，易惊醒。

6. 自知紧张过度，没有必要或不合理，但又难于控制，为此感到痛苦、自责、烦躁、易激惹。

7. 社会功能明显受损，如症状明显影响工作效率、学习成绩、社交表现，严重者无法坚持工作或学习，甚至难于保持正常的日常生活和履行照顾子女的责任。

（二）惊恐障碍

惊恐障碍是以原发性的反复发生而不可预期的惊恐发作，以及间歇期对发作的持续恐惧或预期焦虑伴主动回避为主要临床表现的精神障碍，常有显著的心理痛苦和社会功能受损。惊恐发作（panic attack），又称为急性焦虑发作，表现为在非特定刺激事件或情境下突发的心悸、胸闷、气促、头晕、乏力等一系列交感神经系功能亢进症状，伴强烈恐惧感、窒息感、濒死感、失控感等，患者常紧急求助。发作高峰期多持续几分钟，一般不超过半小时，其后逐渐缓解，部分患者可能反复波动直至得到医学干预。惊恐障碍的临床特征如下：

1. 发作形式：惊恐发作反复发生，发作不可预期，每次发作症状相似，但程度可有不同。常突然发生并在几分钟内发展至高峰，症状持续数分钟后可自然缓解，持续时间一般不超过半小时。

2. 发作症状：以交感神经系统功能亢进症状伴随强烈恐惧为主，如心悸或心跳加速，出汗，身体颤抖，呼吸急促、胸闷气短甚至有窒息感，恶心或腹部不适，头晕头痛、虚弱无力、面色苍白甚至有晕厥感，身体发冷或发热，肢体麻痹，有人格解体或非真实感。常有濒死感，或失控感（似乎自己濒临崩溃，可能会出现不体面行为或发疯或对身体失去控制）。发作时意识清晰，部分患者大声喊叫或呼救，部分患者则对外界刺激的反应减少，缓解后对发作过程能完整回忆。

3. 发作间歇期：无明显不适或有轻度心慌、胸闷、乏力等症状。常有对发作的恐惧或预期焦虑，以及发作时不能及时得到救治的忧虑，并因此主动回避既往发作情境，甚至不敢独处，回避人多、空旷或陌生场所，不敢参与运动等。部分患者在多次发作后可出现疑病倾向而反复就医和进行身体检查。

4. 社会功能受损：因为主动回避和对健康的忧虑而影响工作、学习、社交甚至日常生活。

5. 没有器质性病变基础，也并非继发于其他精神障碍，如精神分裂症、抑郁症、恐惧症、强迫症等。

三、诊断

为明确诊断，需要详细地询问病史（尤其既往躯体疾病史及治疗情况），进行全面体格检查和必要的辅助检查，如血常规、血液生化、甲状腺功能等化验，心脏结构、功能与电生理检查，脑部影像学检查（MRI 或 CT）和脑电图等，精神检查与心理测量。其中，常用于焦虑症评估的心理测量工具有：

1. 汉密尔顿焦虑量表（HAMA）：用于评估被试当前焦虑症状严重程度的常用他评量表，国内推荐其 14 项版本总分的界值为：<7 分，没有焦虑症状；7 ~ 13 分，可能有焦虑；14 ~ 20 分，肯定有焦虑；21 ~ 28 分，有明显焦虑；≥29 分，有严重焦虑。

2. Zung 焦虑自评量表（SAS）：用于评估被试者近一周内焦虑程度的自我评定量表，将 20 个项目的得分相加得到总分，用总分乘以 1.25 后取整数部分而得到标准分，根据标准分划分焦虑程度：50 ~ 59 分，轻度焦虑；60 ~ 69 分，中度焦虑；70 分以上，重度焦虑。

根据现行诊断系统，焦虑症的诊断要点为：

1. 具有广泛性焦虑或惊恐发作的症状表现。

2. 广泛性焦虑症状持续超过半年，惊恐发作一个月内发作超过 3 次或一次发作后持续担忧再发作超过一个月。

3. 具有显著心理痛苦和社会功能受损。

4. 排除躯体器质性病变所致、毒品或药品所致或继发于其他精神障碍的可能。

四、病因和病理机制

目前焦虑症病因未明，概括而言，其基本的病理机制为易感素质和心理社会因素的协同作用。

1. 多基因遗传模式：GAD 和 PD 的发病均有家族聚集倾向，可能和某些易感基因有关，也可能和先证者对家庭成员的影响有关。易感基因主要构成焦虑症易感素质的先天部分。

2. 心理创伤对神经心理发育的影响：早年创伤，家庭氛围紧张、压抑，童年期依恋关系破裂，青少年时期精神创伤事件等可能是构成焦虑症易感素质后天部分的重要因素，其中介机制可能是影响个性特征或核心信念的形成、改变大脑部分脑区的结构与功能、促使神经系统应激易化通路的形成和普遍化的敏感脆弱倾向。

3. 易感个性：DSM -5 中 C 组人格障碍，如回避型人格障碍、依赖型人格障碍和强迫型人格障碍，均与焦虑症的发生关系密切，故自卑、敏感、多疑、灾难化认知倾向、谨小慎微、依赖性强，以及古板而不灵活、完美倾向、高成就动机等均可能与焦虑症的发生有关。内向和外向者均不少见。

4. 神经生物学因素：脑影像学研究发现，前额叶皮质、杏仁核、下丘脑、海马、隔核等脑区结构或功能的异常可能与焦虑症相关。脑干蓝斑核可能和高警觉性及信号处理有关。这些脑区结构或功能异常的形成可能与基因、胚胎发育环境以及早年创伤等有关。而脑神经元突触间隙 GABA、去甲肾上腺素和 5 -羟色胺等神经递质的浓度改变可能是焦虑症的病理机制之一。

5. 心理学模型：精神动力学理论认为，人格结构中自我与超我或本我的冲突，或者自我与现实环境因素的矛盾均可导致焦虑。认知心理学认为，焦虑症的形成与认知歪曲相关，其核心为灾难化倾向的认知模式。行为主义理论认为，焦虑症是环境刺激与生理、心理反应反复结合而形成条件反射的结果。人本主义理论认为，自我实现受阻、理想自我与现实自我的矛盾、自我观念与外界价值观念的冲突是导致焦虑的原因。

6. 生活事件：可能是焦虑症发病的诱发因素，或病程迁延波动的影响因素。

五、 治疗

焦虑症的治疗主要包括心理治疗、药物治疗和物理治疗，应根据患者的具体情况制订个体化治疗方案。一般而言，可分为三个治疗阶段：①急性期治疗：2 ～ 3 个月。综合应用各种治疗措施以控制焦虑症状，尽量达到临床治愈为目标。②巩固期治疗：3 ～ 6 个月，以巩固疗效、促进社会功能进一步康复和预防复燃为目标。③维持期治疗：至少 12 个月，以促进心理成长和预防复发为目标。

1. 心理治疗：支持性心理治疗、认知行为治疗、精神动力学治疗、人本主义治疗等均可以应用于焦虑症。认知行为治疗应用较为广泛且循证医学证据较为充分，其主要治疗策略有：识别与矫正认知歪曲，通过行为实验等矫正灾难化认知模式；通过放松训练、系统脱敏、暴露治疗等降低高警觉性，减轻焦虑情绪和生理反应，减少或消除回避行为。

2. 药物治疗：当前焦虑症的核心用药为一线抗抑郁药物，其作用机制可能和提高脑神经元突触间隙 5 -羟色胺、去甲肾上腺素浓度有关，常用药物有文拉法辛、度洛西汀、帕罗西汀、舍曲林等。上述药物可作为焦虑症治疗的单一用药或核心用药。5 -羟色胺受体部分激动剂如丁螺环酮、坦度螺酮等具有强于安慰剂的抗焦虑效果，且有镇静作用弱的优势，也可作为轻中度焦虑患者的核心用药或重度患者的增效治疗。此两类药物均可用于焦虑症的长期治疗。

苯二氮䓬类药物（BDZs）具有镇静、助眠和快速减轻焦虑的特点，常用于具有睡眠障碍或中重度患者的急性期治疗。因其具有潜在成瘾性，一般应避免大剂量、长期应用。常用药物有阿普唑仑、奥沙西泮、硝西泮、劳拉西泮、氯硝西泮等。

二代（新型）抗精神病药物，如喹硫平、奥氮平、利培酮等，由于有较强的镇静作用和情绪稳定剂效应，可用于单用 BDZs 对睡眠改善疗效欠佳的患者，以及作为重度焦虑患者急性期治疗的辅助用药。

此外，尽管存在争议，临床上对心慌、心悸症状明显且检测心率持续在 90 次/分以上，尤其存在心动过速的急性期患者，常短期应用 β 受体阻滞剂如普萘洛尔等作为辅助治疗药物，可以较快速地稳定自主神经功能而减轻焦虑躯体症状，增强患者对治疗的信心。

3. 物理治疗：重复经颅磁刺激治疗是当前临床上常用的焦虑症的物理治疗措施，可减轻焦虑体验、松弛肌肉紧张、改善睡眠等。

六、焦虑症的自我识别与自我调整

可通过以下途径识别和评估自身是否存在焦虑症：

1. 焦虑体验：与自己以往、同龄人、相同处境下的他人等相比，出现易于紧张、担忧、恐惧等情绪，明显的紧迫感、危机感、威胁感等，伴有心慌胸闷、肌肉紧张、易于疲惫、注意力不集中、记忆力下降等，同时入睡困难、浅睡易醒、多梦尤其紧张恐惧性梦境，应警惕自己是否已出现焦虑症状。

2. 自我评估：可借助 SAS 等焦虑自评量表。

3. 医学检查：心电图、心脏彩超、甲状腺功能检查、脑影像学检查等有助于排除躯体疾病导致躯体不适的可能性。

临床实践发现，长时间的工作学习压力、睡眠不足、大量饮酒、过于关注身体健康、过于注重自我形象、自我要求高等是与焦虑症发生相关的常见风险因素，故在焦虑症的治疗中，患者的自我调整具有重要的作用，其主要内容为：

1. 规律作息，保证睡眠，避免使用影响睡眠、情绪和自主神经功能的饮品（如咖啡、茶、酒精等）或食品（如人参等）。

2. 坚持运动。一般推荐慢跑、游泳等有氧运动，瑜伽、太极拳等有助于肌肉放松的运动。

3. 情绪日记。记录情绪紧张或躯体不适出现的时间、地点、事件、环境和想法等，有助于识别负性自动思想和寻找正性替代思想。

4. 放松训练。缓慢呼吸训练（呼气 3 秒 + 吸气 3 秒）是简单有效的放松方式和惊恐发作时的应对方式。依据指导语进行全身性骨骼肌肉放松也是有效减轻焦虑的自我调整措施。

5. 忍受痛苦，为所当为。这是森田疗法的基本思想之一，即使带着紧张甚至恐惧，也要坚持做自己应当去做、有积极意义、有建设性的事情，而不是回避自己的角色任务来"专心养病"，或者极力回避自认为可能导致焦虑或惊恐发作的情境。

6. 积极配合医生进行系统脱敏或暴露治疗。这是重塑健康自信，最终治愈惊恐障碍的关键。

7. 调整目标。认识自己的完美化倾向、过高的成就动机，适当调整工作、学习的成绩目标，缩减不重要的任务。

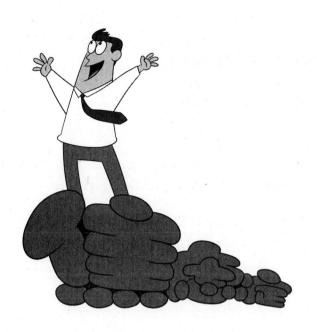

【典型案例】

患者为女性，40 岁，已婚。

主诉：反复发作呼吸困难、四肢无力伴濒死感 2 个月。

现病史：患者于 2 个月前一天晚上似乎闻到楼梯间有油漆味，当时遂屏住呼吸以尽量避免吸入，很快即感觉呼吸不畅、胸闷、心悸，同时头晕和四肢发软、皮肤麻木。患者认为是心脏问题而赶快回家服"丹参滴丸"，然后去医院急诊。在去急诊的路上，患者再次出现明显呼吸困难，伴手脚僵硬、全身麻木，患者感觉快死了而非常恐惧。患者到达医院后感觉明显好转，心电图等相关检查无异常发现。约两天后，患者在看电视时再次发作而住院检查和治疗，由于单独外出时再次发作 2 次，所以即使经过全面检查并且证明身体没有明显疾病后，患者仍认为自己患有严重疾病，并且不敢出院回家或者离开医院到附近的地方。患者自起病以来，难以入睡，食欲差，进食少，体重明显下降。

既往史无特殊。个人史：个性偏内向，谨小慎微，工作认真负责，对自己和家人健康均比较重视。

诊断：惊恐障碍。

（王相兰）

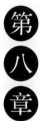

第八章

精神（心理）障碍治疗面面观

第一节 精神（心理）障碍治疗的分类

精神（心理）障碍的发生涉及很多因素，目前确切的病因不明，但主要可能与遗传、大脑的结构或功能异常、社会心理因素等有关。目前，精神（心理）障碍的治疗主要分为心理治疗、药物治疗、物理治疗等三大类。心理治疗是精神障碍的主要治疗手段之一，精神科医生或心理治疗师通过心理学的基本理论和技术，促使患者做出积极的改变，使患者的不良情绪、错误认知、异常行为得到改善，促进患者人格的成熟与完善。药物治疗是精神（心理）障碍治疗的重要组成部分，特别是针对严重的精神（心理）障碍，药物可以帮助患者控制其精神症状。物理治疗也在各种精神（心理）障碍的患者治疗过程中被广泛应用，主要包括电休克治疗、经颅磁刺激治疗等。

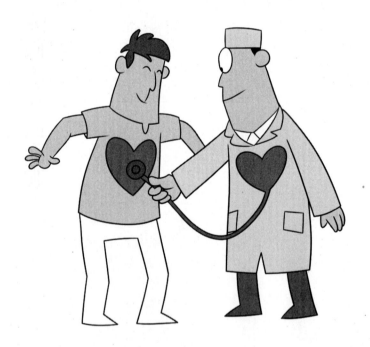

第二节 心理治疗总论

一、心理治疗的概述

（一）心理治疗的定义、主要理论流派

心理治疗是指受过专业训练的心理治疗师应用心理学的基本理论和技术，促使患者做出积极的改变，使患者的不良情绪、错误认知、异常行为得到改善，促进患者人格的成熟与完善。心理治疗有很多流派，包括精神分析疗法、行为疗法、认知疗法、患者中心疗法、家庭治疗、团体治疗、森田疗法，等等。

（二）心理治疗的共同因素

科学的心理治疗应该具备如下几个要素：①由具有社会认可身份、受过专业训练的人员实施；②在专门的医疗和心理卫生机构、场所实施；③以助人、促进健康为目的，不损害患者身心健康和社会的利益；④遵守技术规范和伦理原则，并符合法律的要求；⑤掌握适应证和禁忌证，不滥用、误用；⑥对治疗过程及其后果能够控制、查验，能及时发现和处理副作用，能进行合理解释，不使用超自然理论；⑦采用的方法有坚实的理论基础和循证研究依据。

（三）心理治疗师的工作原则

1. 保密原则：心理治疗师应对患者叙述的内容进行保密，不在任何场合谈论患者的隐私。在未经患者同意的情况下，不得将患者的隐私透露给患者的配偶、父母、亲戚、朋友、同学、同事、单位领导等。

2. 尊重原则：心理治疗师应尊重患者，以平等的态度对待患者，不得因为患者的年龄、性别、种族、宗教、政治信仰、文化、社会地位、经济状况、性取向等任何方面的因素而歧视患者，应尊重其隐私权、自我决定权等权利。

3. 客观中立原则：心理治疗师必须在治疗过程中保持客观中立的态度，对于患者的行为、态度、观念等，不批评、不判断，保持中立的态度，不偏向任何一方，仅进行客观的分析，启发患者自己做出判断和选择。

4. 帮助患者自立原则：心理治疗师的工作目的是促进患者的心理成长，而不是使患者在生活中对治疗产生心理依赖，要避免扮演患者的人生指导者。

5. 时间限定原则：心理治疗师必须遵守一定的时间限制，治疗要按照预先约定的时间进行，原则上不能随意延长或间隔治疗时间。

6. 关系限定原则：心理治疗师在心理治疗过程中应按照本专业的道德规范与患者建立良好的治疗关系。不得利用患者对自己的信任或依赖牟取私利，不得与患者发展工作关系以外的社会关系。

第三节 精神分析疗法

一、概述

精神分析疗法（psychoanalytic psychotherapy）由奥地利精神病医生弗洛伊德于19世纪末创立，是根据精神分析的理论，运用精神分析技术（如分析阻抗、移情、反移情、释梦等），对患者潜意识的心理冲突和不成熟的防御方式进行理解和调整，达到缓解症状，促进患者人格成熟的治疗目标的一种心理治疗手段。

精神分析学说强调在一定条件下（如精神刺激、环境变化等），潜意识中幼年时期的心理冲突可转化为各种神经症的症状及心身症状（如焦虑症、胃溃疡等）。治疗师与患者构建治疗的工作联盟，引导患者通过"自由联想"等内省方法，挖掘患者压抑在潜意识中的各种心理冲突（主要是幼年时期的心理创伤和焦虑体验等），使其进入意识层面，转变为患者可以认知的内容进行再认识，使患者重新认识自己，改变原有的行为模式，发展具有建设性的适应方式，达到治疗的目的。

弗洛伊德所创立的精神分析理论（psychoanalyst）又称心理动力理论，被称为经典的精神分析理论。在弗洛伊德之后，出现了各种新的精神分析学说，其代表人物有阿德勒（A. Adler）、荣格（C. Jung）、苏利文（HS. Sullivan）、霍尼（K. Horney）等。他们保留了潜意识、压抑、阻抗等基本概念，在人格理论和治疗原则之中增加了文化、社会条件、人际关系等因素，丰富了精神分析理论的思想。

二、适应证

精神分析疗法的适应证主要有各种神经症、某些人格障碍、心境障碍以及心身疾病的某些症状。接受精神分析治疗的前提是具有相对完整的自我功能。精神分析不适合精神分裂症、重性抑郁、双相情感障碍等重性精神障碍患者，也不适合癔症发作期间伴有自我意识障碍者。

三、经典的精神分析理论

（一）潜意识理论

弗洛伊德把人的心理活动分为意识、前意识和潜意识三个层次。他把这三个层次形象地比喻为漂浮在大海上的一座冰山，如图8－1。

1. 意识（conscious）是指能被自我意识知觉的心理活动，它是与现实相联系的。它是人们目前能注意到的心理活动，如感知觉、思维、情绪、意志等，以及对各种外

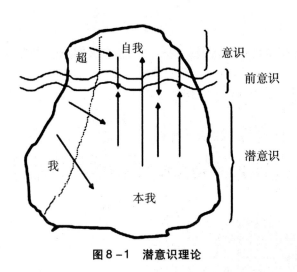

图 8-1 潜意识理论

界刺激的清晰感知，是图 8-1 中海平面以上的冰山部分。意识保持个体对环境和自我状态的感知，对人的适应有重要的作用。

2. 潜意识（unconscious）是指个体无法直接感知的那部分心理活动，一般包括不被外部现实、理智、道德接受的各种本能冲动、欲望和需求，或明显导致精神痛苦的过去事件，如已经被遗忘了的童年时期的不愉快经历、心理上的创伤等，是图 8-1 中海平面以下的冰山部分。潜意识虽然不被意识知觉，但在整个心理活动中最具动力性，它几乎是各种精神活动的原动力。潜意识精神能量的分配和转换，构成了人类丰富、复杂的精神世界。

3. 前意识（preconscious）介于前两者之间，主要包括目前未被注意到的，或不在意识之中但通过自己集中注意或经过他人的提醒，又能被带到意识层面的心理活动和过程。前意识介于海平面上下部分之间，随着波浪的起伏时隐时现。

精神分析理论认为，意识、潜意识及前意识是人的基本心理结构，在个体适应环境的过程中各有其功能。意识是个体与外部现实联系和相互作用的部分，潜意识让个体的心理活动具有潜在的指向性。精神分析理论认为，人的各种心理、行为并非完全由个体的意志决定，而是被潜意识的欲望、冲动等决定。被压抑到潜意识中的各种欲望或观念，如果不被允许进入意识层面，就会以各种转变成其他的方式出现，可表现为各种心理、行为或躯体的病态。潜意识是精神分析理论的主要概念之一。

（二）人格结构理论

精神分析学说认为，人格是由本我、超我和自我三部分构成的。

1. 本我（id）是人格中最原始的部分，存在于潜意识深处。本我代表人生物性的本能冲动，主要是性本能和攻击本能。其中，性本能又被称为力比多，对人格发展尤为重要。本我遵循"快乐原则"（pleasure principle），其要求倾向于即刻被满足。本我的心理过程是人非理性心理活动的部分，不遵循现实的推理和逻辑思维，可以超越时空的限制，任意否认，不顾后果，在人类的梦、幻想、游戏甚至艺术创作中有所表现。

2. 超我（superego）类似于良心、良知、理性等含义，大部分存在于意识中。超我是人格中最具理性的部分，是人在长期社会生活过程中，将社会规范、道德观念等内化而成。"超我"遵循"至善原则"（principle of ideal），按社会规范、伦理、习俗、法律来明辨是非，分清善恶，对个人的动机及行为进行监督管制，使人格达到社会要求的完善程度。

3. 自我（ego）是人格结构中最重要的部分，大部分存在于意识中，小部分存在于潜意识中。自我的发育及功能决定着个体心理健康的水平。一方面，自我的动力来自本我，使本我的各种本能、冲动和欲望得以实现；另一方面，它又要在超我的要求下，顺应外在的现实环境，采取社会所允许的方式指导行为，保护个体的安全。自我遵循"现实原则"（reality principle），调节和控制本我的活动。因此，自我设法在外部环境许可的情况下来满足本我的欲望和要求，使本我和超我保持平衡。

本我、超我、自我相互作用。人格一方面企图满足潜意识的本能欲望，另一方面力争符合社会道德标准，在这两者长期冲突的相互作用中发展形成。自我协调本我和超我，使两者之间保持平衡。如果自我无法调节两者之间的矛盾冲突，就会产生各种精神障碍。

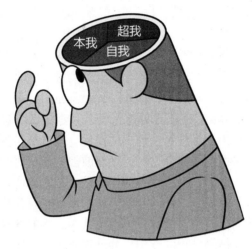

（三）心理发展的阶段理论

弗洛伊德认为个人早期生活经验会对人格发展产生影响。他将人格形成分为五个时期：①口欲期，从出生到 1 岁左右，主要从口腔部位的刺激中得到快感；②肛欲期，2 ～ 4 岁，从自身控制大小便中得到快感；③性器期，4 ～ 6 岁，开始表现出对生殖器刺激的兴趣，注意两性之间的差别；④潜伏期，6 ～ 12 岁，儿童的力比多从自己的身体转移到外界的各种活动中；⑤青春期，12 岁以后，躯体和性器官逐渐发育成熟，形成以生殖器为主要来源的性快感区。建立家庭成员以外的亲密客体关系，逐渐形成独立的人格，与文化和社会的价值观进行同化和适应。

弗洛伊德认为，人格形成的每个时期都可能出现人格三部分之间的冲突，如果不能解决好，就可能出现人格障碍或精神障碍。例如，个体在口欲期的快感主要来自吸吮、进食等口腔活动。如果婴儿吸吮、进食等口腔的欲求受到某种外部因素的影响而无法满足（如过早断奶等），那么 1 岁以后，即使已经过了口欲期，仍可能停留在以口腔活动（如过量进食行为）的方式来减轻焦虑的阶段。

（四）自我防御机制理论

自我防御机制是自我为了对抗潜意识冲突及其所诱发的焦虑而形成的，自动起作用的无意识的一些心理手段。防御机制在自我功能降低时，可以上升到意识层面，此时就可能是病理性的。

1. 压抑：包含在其他各个防御机制当中，是最基本的防御机制。当自我遭到来自本我的冲动威胁时，就通过压抑这些冲动来减轻焦虑，强迫这些冲动进入潜意识。

2. 否认：为了减轻心理上的压力，暂时缓解焦虑，拒不承认某些痛苦、难堪的事实或经历。

3. 投射：将存在于自己潜意识中不能被接受的情感或观念等归于他人，以个人想法推断客观事实，或认为别人的想法也是如此。

4. 内向投射：把原本在外界的他人的品质、观念等纳入自我中，变成自己人格的一部分。

5. 退化：一个人面对紧张的情境无法应对时，其行为表现出人格发展不成熟阶段的某些特点。

6. 转换：将潜意识的内心冲突转变成心慌、胸闷、疼痛等躯体化症状的一种防御机制。

7. 合理化：人在做了不符合社会规范的事或遭遇挫折时，找一些能被自我和社会接受的理由来解释，尽管这些理由常常站不住脚，却据此说服自己，从而减轻内心的痛苦。

8. 升华：把不易实现的本能欲望改头换面，转变成能为社会所接受的比较高尚的目标。

四、精神分析治疗的基本技术

1. 自由联想（free association）。它是精神分析的基本手段，是将患者带入潜意识的手段之一，几乎贯穿于精神分析疗法的整个过程中。治疗师要求患者毫无保留、无所顾忌地说出想说的一切，可以是自己的近况、学习、工作、生活，可以是自己的童年记忆、家庭，也可以是自己的思想、情感和困扰等，甚至是一些奇怪的、荒谬的或不好意思说的想法。治疗师要鼓励患者尽量回忆从童年时期起所遭受的一切挫折或心理创伤，使患者绕过平时的防御机制，逐渐进入潜意识中，逐渐将潜意识里的心理冲突带入意识层面，使患者对此有所领悟，从而恢复健康的心理。

2. 释梦（dream interpretation）。梦是深入患者潜意识的重要途径，在精神分析治疗中具有重要意义。弗洛伊德认为，梦是个体为了避免潜意识冲突或欲望被别人察觉，而以这种象征性的方式来避免焦虑的产生；梦的内容与被压抑在潜意识中的内容存在某种联系。患者有关梦境的描述可作为自由联想的补充，有关梦境的分析结果更接近患者的真正动机和欲求。治疗师须对梦境做特殊的解释，引导患者将梦中不同的内容进行自由联想，以揭示梦境的真正含义。

3. 阻抗（resistance）。它是在自由联想过程中，患者在谈到某些关键问题时所表现出来的自由联想困难，是潜意识本能地阻止被压抑的心理冲突重新进入意识。当自由联想过程中接近这种潜意识的"心理症结"时，来自潜意识的阻抗就会出现。其表现多种多样，如患者在叙述的过程中，突然停止话题；或者顾左右而言他；或者反复叙述某一件事，却不能深入下去和展开；或者推说想不起来了；甚至认为治疗没有意义，要求终止治疗等。当患者出现阻抗时，往往已经触及其心理症结之所在。因此，治疗师在整个治疗过程中需要不断辨认，并帮助患者克服各种形式的阻抗，将其压抑在潜意识中的情感释放出来。如果所有阻抗都被逐一克服，患者实际上就重新认识了自己，治疗也就接近成功。

4. 移情（transference）。患者在回忆往事的会谈过程中，往往会说出许多触发焦虑、痛苦的事情。患者可能将治疗师看成是与其心理冲突有关的过去的某人，将自己对某人的态度、幻想等情感不自觉地转移到治疗师身上，从而有机会重新"经历"往日的情感，这就是移情。移情有正移情和负移情之分。正移情是患者把治疗师当成喜欢的、热爱的、思念的对象，对治疗师产生钦佩、依恋、爱慕的情感甚至和性有关的冲动。负移情是患者将治疗师当成过去生活中使其体验到攻击、愤怒、痛苦、羞辱等情绪的对象，对治疗表现出失望、不满，甚至愤恨、攻击等。面对患者的移情，治疗师应以适当的共情、节制和真诚的态度对待患者，通过对移情的分析了解其心理问题，引导患者讲述出痛苦的经历，帮助患者进一步认识自己的行为、态度，并给予患者恰当的疏导，使移情成为治疗的动力。

5. 反移情。治疗师在与患者交流的过程中，也会对患者产生情绪反应，将自己在生活中对他人的情绪投射到患者身上，对患者产生相同的情感反应。反移情是患者在治疗师心中所激发的全部情绪。治疗师在治疗的过程中应对反移情保持警惕，一旦出现反移情，应做出恰当的处理，并通过对反移情的体验和辨认，理解患者的内心世界。

五、精神分析治疗的过程

（一）治疗的设置

精神分析治疗应在相对标准化的治疗设置下进行，包括固定的治疗场所、治疗的频率、每次治疗的时间、预约方式和费用等，治疗之前应先向患者讲明治疗的条件，患者应遵守的基本原则。这些相对标准化的治疗设置有助于治疗师更好地处理分析过程中的治疗关系和移情等问题，更敏锐地发现患者潜意识中的心理症结。经典的精神分析治疗所需时间较长，每次50～60分钟，每周3～5次，一般需要300～500次。因此治疗过程少则半年，长则2～4年。

（二）治疗的开始

接受治疗的患者在安静的环境里半躺在舒适的沙发椅上，放松身体，自由而随意地联想、回忆。治疗师坐在患者头部后方，以避免让患者看见其面部而引起情绪反应，但治疗师又可以随时倾听和观察患者。

治疗师认真倾听患者自由联想时的谈话，仅在必要时偶然问问题或做解释。当患者无话可谈时，治疗师应进行适当的引导，使谈话继续下去，直至约定时间为止。

（三）治疗的深入

以阻抗和移情的出现为特点。治疗师在倾听患者自由联想的谈话时，需要耐心，不应只是被动地听取患者的故事，而应高度集中注意力，随着患者的联想进入其潜意识世界，和患者一起在其潜意识世界中观察，跟随患者的体验和感受，努力发现阻抗之所在，观察和体验来自患者的移情反应，对患者的移情反应采取共情、节制、接纳的态度，从自由联想和梦的分析中形成精神分析的诊断。治疗师在治疗中须不断反思自己无意识的反应，及时辨认自己的反移情，努力维护治疗性关系。

（四）结束前的分析

在精神分析诊断基础上，通过分析患者的阻抗、移情及梦的内容，形成干预的思路。重点是对移情的修通和解释。在此阶段，处理移情、解释的技巧及把握解释的时机具有重要意义。最后，患者能以现实的态度，接受自己的过去和现在，更客观地、理性地重新认识自己，恢复来自内在的安全感、自尊、自信，接受治疗的结束，并将治疗中的建设性因素带到未来的生活中，使症状得以消除，人格得以成长。

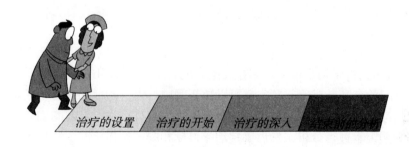

治疗的设置 治疗的开始 治疗的深入 结束前的分析

第四节 行为治疗

一、概述

行为治疗（behavior therapy）是建立在行为学习理论的基础上，用于帮助患者消除或建立某些行为，从而达到治疗目的的一种心理治疗方法。

行为在心理学中有狭义和广义之分。狭义的行为是指可以直接观察的那部分个体活动。早期行为学派认为心理学属于自然科学，只能应用客观观察的方法。只有行为才可以直接观察并进行科学研究，而人的心理和内心隐藏的驱动力、欲望，以及意识、主观体验、心理冲突，都无法直接进行观察和了解，因而无法进行科学研究。广义的行为是指个体内在的和外在的各种形式的运动，也包括意识、主观体验等心理活动和内脏活动。斯金纳等新行为主义心理学家认为，外显的动作行为和内在的心理活动以及内脏活动都可以被观察或研究。

行为主义心理学认为，人的正常的或病态的行为（包括外显行为及其伴随的身心反应），都可通过学习形成。学习是支配人的行为和影响身心健康的重要因素。如果对行为学习的各环节进行干预，就可以矫正问题行为，治疗和预防一些疾病。

行为治疗首先要对患者的病态心理及问题行为进行行为学方面的确认、检查，并对其环境影响因素进行分析，然后确定治疗目标和制定操作化的干预措施，从而改善患者适应性目标行为的质量、数量和整体水平。

行为治疗的基本原则包括三方面：①通过行为分析确立患者的靶症状或靶行为，明确治疗的目标；②循序渐进，先给一些简单的练习作业，再逐步过渡到复杂的练习作业，让患者在处理简单问题的过程中获得信心，再处理较复杂的问题；③强调实践或练习，通过反复练习，达到治疗目的，则表明治疗成功，如果没有达到治疗目的，则需要进一步分析和认识可能存在的问题，重新考虑治疗方案。

二、适应证

行为治疗的治疗目标是可观察到的外在行为或可具体描述的心理状态的改善，适用于可以比较客观地观察和了解的心理或行为问题，不适用于比较抽象的或性质模糊不清的问题。行为疗法的适应证一般包括：

1. 恐惧症、强迫症及焦虑症等神经症。
2. 神经性厌食、神经性贪食、神经性呕吐及其他进食障碍。
3. 性功能障碍，如早泄、阳痿、性高潮缺乏、性交疼痛、阴道痉挛等。
4. 性心理障碍，如恋物癖、异装癖、露阴癖、窥阴癖、摩擦癖等。

5. 冲动控制障碍，如纵火癖、偷窃癖、拔毛癖等。

6. 儿童注意缺陷与多动障碍、品行障碍、抽动障碍、儿童分离焦虑、儿童恐惧症、学习障碍等。

7. 烟酒及药物依赖等。

8. 心身疾病，如高血压、心律失常等。

三、经典条件反射

（一）实验与解释

20 世纪初，巴甫洛夫（Pavlov，1849—1936）用食物刺激使狗的口腔产生唾液分泌反应，食物是非条件刺激（unconilitianed stimulus，UCS），食物引起唾液分泌的反射过程称为非条件反射。

条件反射是在非条件反射的基础上，通过学习而获得的习得性行为，是大脑皮质建立的暂时神经联系。当食物（非条件刺激）和与唾液分泌无关的中性刺激（加铃声）总是同时出现（强化），经过一定时间结合以后，铃声成为食物的信号，转为条件刺激（conditional stimulus；CS）。

此时，铃声引起唾液分泌的反射过程称为条件反射（conditioned reflex，CR）。这种条件反射过程属于反应性行为，不受个体随意操作和控制，也称为经典条件作用（classical conditioning）。

经典条件反射就是某一中性环境刺激反复与非条件刺激相结合，经强化后最终成为条件刺激，引起了原本只有非条件刺激才能引起的行为反应（CR）。

（二）经典条件反射理论的意义

经典条件反射理论强调环境刺激（S）对行为反应（R）的影响。任何环境刺激，都可通过经典条件作用机制影响行为（包括社会行为、心理活动和内脏活动）。许多正常的行为或异常的行为问题，都可以通过经典条件作用而获得。行为治疗中的系统脱敏疗法，就是通过建立条件反射性的松弛反应，以帮助患者克服"习得性"的紧张行为反应。

（三）经典条件反射的特点

1. 强化（reinforcement）：环境刺激对个体的行为反应产生促进作用。两者结合的次数越多，条件反射形成就越巩固。例如，经常到医院打针的儿童就容易对注射器或酒精产生条件反射性恐惧和害怕的反应。

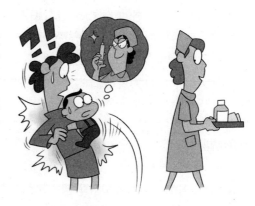

2. 泛化（generalization）：某些与条件刺激相近似的刺激也可引起条件反射，其主要机制是大脑皮质内兴奋过程的扩散。泛化是反复强化的结果。例如，长期打针的儿童，不仅看到注射器或药物会产生条件反射性恐惧，而且看到穿白大衣的人也会出现害怕的反应。

3. 消退（extinction）：非条件刺激长时间不与条件刺激结合，导致已经建立起来的条件反射消失的现象。例如，儿童如果很长时间没有生病打针，对注射器或酒精的恐惧就可能逐渐消失。

四、操作条件反射

（一）实验与解释

操作条件反射理论来自斯金纳（B. F. Skinner, 1904—1990）等人的实验。斯金纳在实验箱内安装了杠杆，按压杠杆就会有食物从旁边盒子里掉出来。在实验中，老鼠在饥饿的刺激（S）下会产生一系列行为反应（如压杠杆，乱窜、乱咬……），但只有当按压杠杆动作（R）这一种行为反应出现时，才会立即获得食物刺激（S）的结果。这种食物刺激（S）的结果对老鼠按压杠杆的行为（R）起强化作用。经过多次以后，便形成了条件反射，老鼠逐渐学会一到箱子里，就主动按压杠杆取食的行为，行为后出现的刺激结果对行为本身产生强化，称为奖励（award）；这种刺激结果，被称为奖励物。

在回避操作条件（avoidanes conditioning）的研究中，如果动物受到电击（S），就会产生一系列行为反应（如回避、乱窜、乱咬……），但其中只有回避动作（R）这一种行为反应出现时，才可获得取消电击的结果（S）。取消电击的结果（S）对回避行为（R）起到强化作用，使动物学会了回避行为。

斯金纳的实验表明，如果当行为反应 R（如压杠杆行为或回避行为）出现后总能获得某种刺激结果（S）（食物刺激或取消电击），则个体就可以逐渐学会对行为反应（R）的操作，这就是操作条件反射（operant conditioning）。由于操作条件反射是借助对工具操作的学习而形成的，故也称为工具操作条件反射（instrumental conditioning）。

（二）操作条件反射的意义

操作条件反射注重行为的结果对行为本身的作用。任何与个人需要相联系的环境刺激，只要在某一种行为之后反复出现，就可能对这种行为产生影响。人类许多正常或异常的行为反应，各种习惯或症状，都可以因操作条件反射而形成或改变。

（三）操作条件反射的类型

在实验中，行为反应后的结果刺激既可以是积极、愉快的，也可以是消极、痛苦的。这些刺激可以从无到有，逐渐增强；也可以从有到无，逐渐减弱。根据操作条件反射中个体行为之后刺激的性质和行为变化规律的不同，可将操作条件反射分为以下几种情况：

1. 正强化（positive reinforcement），指个体行为的结果导致了积极刺激增加，从而使该行为增强，如食物奖励使老鼠按压杠杆的行为增加。

2. 负强化（negative reinforcement），指个体行为的结果导致了消极刺激减少，从而使该行为增强，如老鼠的回避条件反射的实验结果。

3. 消退（extinction），指行为的结果导致了积极刺激减少，从而使行为反应减弱。例如小学生做了好事，受到老师表扬（积极刺激），便会使这种行为得到加强；但如果这种行为被忽视，就可能会使积极刺激水平下降，导致这种行为逐渐减少。

4. 惩罚（punishment），指行为的结果导致了消极刺激增加，从而使行为反应减弱。例如，行为疗法中，个体出现吸烟等不良行为时，立即给予电击等痛苦刺激，可使不良行为逐渐减少。

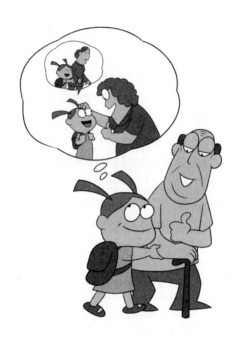

五、社会学习理论

美国心理学家班杜拉（Albert Bandura）创建了社会学习理论。社会学习理论认为，大量的人类行为并不是通过条件反射作用而获得的，而是通过观察学习或模仿学习而获得的。例如：绝大多数孩子学骑自行车时都是先观察别人如何骑车，并结合别人告知的一些要领，然后自己进行模仿，反复练习而学会骑车的，而不是通过由成人为其设计的学骑自行车的强化训练程序而学会骑自行车的。人的模仿对象的范围很广，可以是别人的行为，也可以是书籍、电影等。

班杜拉认为观察学习包括4个具体过程：①注意过程，即集中注意观察所要模仿的行为，这是后面3个过程的基础；②保持过程，即把观察到的信息进行编码，并存储在记忆中；③运动再现过程，是通过自己的结合运用，再现被模仿的行为；④动机确立过程，即需某种动机力量来推动有目的的模仿行为。观察、记忆和重现，需要动机的推动和支持才可能发生。动机决定了某一项模仿能否付诸实际行动，会影响前面3个过程。

班杜拉一直特别重视社会学习在社会化过程中的作用。社会学习是社会成员在社会引导下用被社会认可的方式去活动。班杜拉做过许多这方面的研究，比如攻击性的社会化。儿童在表达攻击性时，如果用被社会认可的方式，如球赛或打猎，就会被父母或其他成年人奖励；而如果用不被社会允许的方式，如打其他小孩，就会被父母或其他成年人惩罚。儿童会根据被强化的模式来调整自己的行为。班杜拉认为，儿童的男女性别品质的发展也主要是通过社会化过程的学习，特别是通过模仿而获得的。

六、常用治疗方法

（一）系统脱敏疗法（systematic desensitization）

系统脱敏疗法由 J. Wolpe 所创立，用于治疗焦虑障碍患者。治疗师先帮助患者建立与不良行为反应相对抗的松弛条件反射，然后将习得的放松状态用于抑制接触引起这种行为的条件刺激而引起焦虑反应，使不良行为逐渐消退（脱敏）。系统脱敏包含放松训练、焦虑分级和脱敏治疗三个步骤。

1. 放松训练。主要采取使肌肉放松的方法，如坐禅、气功、瑜伽、静默等。最常用的是渐进性放松技术。放松可以产生与焦虑反应相反的生理和心理效果，如心率减慢、呼吸平缓、肌肉松弛以及心境平静等。

2. 焦虑分级。对引起患者不良行为反应（如焦虑、恐惧）的情景刺激做详细的等级划分，一般分为 10 个等级，按由弱到强的次序排列成表备用。表 8 -1 为一名狗恐惧患者的焦虑等级表。

表 8 -1　狗恐惧患者焦虑等级

1 级	听到狗的名词
2 级	看到狗的图片
3 级	看到狗离自己 100 米
4 级	看到狗离自己 50 米
5 级	看到狗离自己 30 米
6 级	看到狗离自己 10 米
7 级	看到狗离自己 5 米
8 级	看到狗离自己 3 米
9 级	狗在自己身边
10 级	狗接触自己的身体

3. 脱敏治疗。完成上述两个步骤后，按上述等级次序从轻到重进行脱敏训练，让患者想象或接触等级表上的每一情景并自我放松，完成对接触的每一情景所致焦虑的去条件化。当患者经过反复训练，对焦虑等级较低的某一情景不再出现焦虑，或者焦虑程度大大降低时，可进入高一等级的情景，直至逐渐顺利通过所有情景。每一场景一般需要重复多次训练，可在暂时失败时重新进行。

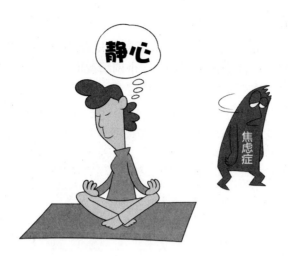

（二）冲击疗法（flooding）

冲击疗法又称为满灌疗法。避免诱发焦虑的情景可能条件反射性地强化了焦虑。焦虑症状有增强、达到高峰和减轻的波动变化过程。冲击疗法是让患者想象或直接面对能产生强烈焦虑的情景，并保持一段时间，不允许患者逃避，待焦虑症状自然减轻。经过反复训练，最后可消除焦虑并预防条件性回避行为的发生。整个治疗一般5次左右，每次1～2小时。每次练习时患者必须坚持到心情平静和感到焦虑能自制时为止方可取得疗效。

采取冲击疗法前应向患者做必要的解释工作，介绍治疗的原理、过程和目的，消除患者的顾虑和恐惧。另外，冲击治疗须选择合适的对象，治疗前须进行必要的体检，排除心血管疾病等重大躯体疾病。

（三）厌恶疗法（aversion therapy）

根据操作条件反射中的惩罚原理，在某一行为反应之后紧接着给予一厌恶刺激（如物理的、化学的和想象的等不愉快的刺激），最终抑制和消除此行为。厌恶疗法常用于治疗酒精依赖或药物依赖、性心理障碍（如恋物癖、窥阴癖等），以及其他冲动性或强迫性行为。

厌恶疗法的治疗要点：①在不良行为发生时厌恶刺激须始终存在；②刺激要产生足够的痛苦强度，尤其是心理上的痛苦；③治疗要持续到不良行为彻底消除后比较长的时间；④随时进行鼓励强化，并以患者自我控制为主。

（四）阳性强化法

阳性强化法是一种通过强化而产生某种期望的良好行为出现的行为疗法。阳性强化法根据斯金纳的操作条件反射原理设计，主要是通过某种奖励系统，在患者做出预期的良好行为表现时，立即给予奖励，即得到强化，从而使患者所表现的良好行为得以巩固，同时使其不良行为得以消退。奖励可以用不同的形式表示，可以是实物，也可以是记分卡、筹码等象征性方式。只要患者出现预期的行为，强化立即就能实现。例如当小孩子首次使用礼貌用语时，及时夸奖他"真乖""真棒"等，让其文明礼貌行为及时得到强化和巩固。

在使用这种疗法时要订出具体的、由简单到复杂的行为要求。一旦目标行为出现，一定要兑现奖励，不能为迁就个别人、个别情况而随意变动，以此来促进坚定的趋向行为动机。让患者在现实的生活中，通过对更为接近目标的行为进行强化，逐渐形成新的良好行为。

阳性强化法适用于矫正孤独症、精神发育迟滞、恐惧症、注意缺陷与多动障碍、神经性厌食、药物及酒依赖等。

◯ 第五节 认知治疗

一、概述

认知治疗（cognitive therapy）是20世纪70年代所发展起来的一种心理治疗技术。它是根据认知过程影响情绪和行为的理论假设，通过认知和行为干预技术来改变患者的不良认知，从而缓解症状的一类心理治疗方法的总称。所谓不良认知，是指不合理的、歪曲的、消极的信念或想法，往往会导致情绪障碍和适应不良行为。认知治疗高度重视患者的不良认知和思维方式，并且把不良情绪和行为看成患者不良认知的结果。治疗的目的就在于纠正这些不合理的认知，从而使患者的情感和行为得到改善。认知疗法不同于行为疗法，不仅重视患者的适应不良行为的矫正，而且重视其认知方式的改变和认知、情感、行为三者的和谐。认知疗法也不同于传统的精神分析疗法，它重视意识中的事件，而不是潜意识的冲突以及目前患者的认知对其身心的影响。

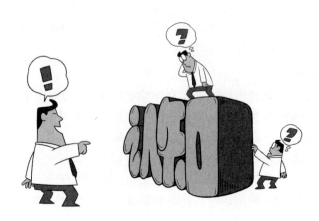

二、适应证

认知治疗已广泛应用于多种精神（心理）障碍，如抑郁症、惊恐障碍、恐惧症、广泛性焦虑等。

三、认知理论

（一）认知的定义

认知是指人对信息的加工过程，包括接受信息之后的转换、简约、合成、储存、重建、再现和使用等。通过信息加工的模式，可对系统的行为做出预判，并分析这种行为与环境之间的关系。

认知包括内容和形式两方面。内容指认知活动所涉及的特殊事件，形式指认知活动的内在结构。认知和其他生理适应活动相同，包括同化（assimilation）和顺应（acommodation），两者互补。同化可理解为个体以自己能获得的、现有的或喜欢的思考方式去解释外部事物，并将其吸收为自己的经验。顺应可理解为个体发现了外部事物性质的不同，注意到不同事物间的关系，并试图理解关系结构的属性。

（二）认知对情绪和行为的决定作用

心理学家做过很多实验研究，证实了认知对情绪和行为的调节作用。其中，对认知治疗有比较重要意义的主要有：

1. 阿诺德的情绪认知评价理论：阿诺德认为情绪是个体对刺激情景进行直觉评价的结果。在个体感受到某种情绪之前，个体必须先感知刺激情景，做出有利、有害或无关的直觉评价。直觉评价包括主观的和生理的两种成分，并受到以往经验的影响，这就是再评价过程。该理论经后人进一步发展，认为每种情绪反应都是一种特定类型的认知或评价的功能，并进一步将情绪反应系统分为输入变量（刺激性质）、评价和反应形式（包括生理、认知和操作性反应）3 个子系统。

2. 沙赫特的情绪两要素观点：沙赫特通过实验论证了情绪受到认知解释的调节，即生理唤醒产生了认知解释，认知解释决定产生哪种情绪。在有些情况下，认知解释先于生理唤醒，如人只有知道了老虎的凶猛，然后在森林里见到老虎时才会引起生理唤醒；在有些情况下，生理唤醒可能先出现，然后才去寻求认知解释。认知对生理唤醒进行标志，决定产生哪一种情绪。情绪的生理唤醒是模糊不清的，几种不同的情绪可有相同或相似的生理唤醒。

3. 埃里斯（A. Ellis）的合理情绪治疗理论：他认为环境刺激或诱发事件（A）通过信念（B）对刺激或事件的解释而引起情绪后果（C）。造成情绪后果的不是刺激或事件，而是人们对刺激或事件的判断和解释。由于情绪后果来自信念，所以改变情绪或行为要从改变信念着手。合理情绪疗法就是促使患者认识到自己的不合理信念及其造成的不良情绪后果，通过修正这些不合理信念，使其转变成合理信念，从而改善不良情绪和行为。

4. 贝克（A. T. Beck）的情绪障碍认知理论：认为各种生活事件引起情绪和行

为反应都要经过个体的认知中介。情绪和行为不是由事件直接引起的，而是经由个体对事件进行评价，赋予其意义才产生的。每个人的情感和行为在很大程度上是由其认识外部世界及处世的方式决定的，人的想法决定其内心体验和反应。贝克归纳了认知过程中常见的5种认知歪曲形式：①任意的推断（arbitury inferences），指在证据缺乏或不充分时就草率地做结论；②选择性概括（selective abstraction），指仅根据个别细节而不考虑其他情况就对整个事件做出结论；③过度引申（over-generalization），指在个别事件的基础上做出关于能力、操作或价值的普遍性结论，即对某个具体事件过度引申而做出一般规律性的结论；④夸大或缩小（magnification or minimization），指对客观事件的意义做出夸大或缩小的歪曲评价；⑤"全或无"的思维（all-none thinking），指往往把生活看成非黑即白的单色世界，没有中间色，认为要么全对，要么全错。

这些理论的核心在于认为认知是情绪状态和行为表现的原因。当人们产生一种想法或信念，并信以为真的时候，就会出现相应的情绪体验和行为改变。是人的认知而不是事件本身影响了人的情绪。

四、基本治疗方法

目前，国际上常用的认知疗法有埃里斯合理情绪治疗、贝克认知治疗、赖尔（Ryle）认知分析治疗和认知行为治疗等。本书主要介绍埃里斯合理情绪治疗和贝克认知治疗。

（一）埃里斯合理情绪治疗（rational-emotive therapy，RET）

合理情绪治疗由埃里斯在20世纪50年代末提出，基本观点是一切不合理信念或错误的思考方式是心理障碍、情绪和行为问题的症结。他将治疗中的有关因素归纳为A—B—C—D—E，即诱发事件（activating event）→信念（belief）→后果（consequence）→辩论（dispute）→效应（effect）。例如，在考试中遇到难题（A），想到"这道题做不出怎么办，这次一定会考砸"（B），由此产生紧张、手抖、冒冷汗等的情绪和行为反应后果（C）。治疗师与不合理信念（B）的辩论（D）一般采用有系统性的、直接的、有针对性的提问方式，逐步使患者认识到信念是引起情绪行为反应的直接原因，使患者对不合理信念开始动摇，改变这种信念形成合理信念，从而取得疗效（E）。

（二）贝克认知治疗

贝克认知治疗主要包括4个步骤：

1. 识别负性自动想法。负性自动想法是介于外部事件与个体对事件的不良情绪反应之间的想法，大多数患者不能意识到在产生不愉快情绪之前会存在这些想法，并且已经构成他们思维方式的一部分。患者在认识过程中首先要学会识别自动负性想法，尤其是识别那些出现在悲伤、焦虑、愤怒等情绪之前的特殊想法。治疗师可以采用提问、指导患者想象或角色扮演等方式来发掘和识别自动负性想法。

2. 检验负性自动想法。通过医患协作，把患者的负性自动想法当成一种假说加以检验。通过言语盘问或行为实验等方法，使患者认识到自己的负性想法没有支持的证据或存在相反的证据，从而改变其负性自动想法。

3. 识别功能失调性假设。功能失调性假设是负性自动想法出现的基础，只有将其识别和矫正，才能从根本上解决情绪障碍。识别功能失调性假设常常采取推论的方法，通过查找负性自动想法的主题，分析其逻辑错误，使用箭头向下法等来识别。

4. 盘诘功能失调性假设。在认知治疗时，只有改变潜在的功能失调性假设，才能减少复发的风险。盘诘的常用问题有：①假设在什么方面是不合理的？②假设在什么方面是没用的？③假设从何而来？④什么是比较合适的替代？可以通过为患者设计活动安排表，并对其行为进行评定，布置行为计划，有目的地设计一些活动，指导患者逐步努力完成，来检验其原有假设的不合理性。

第六节　药物治疗

一、精神药物的概述

精神药物是指对中枢神经系统具有高度亲和力，能改善患者认知、情感和行为的药物。按照精神药物（psychotropic drugs）的临床作用特点，可将其分为 6 大类：①抗精神病药物（antipsychotics）；②抗抑郁药物（antidepressants）；③心境稳定剂（mood stabilizers）或抗躁狂药物（antimanic drugs）；④抗焦虑药物（anxiolytic drugs）；⑤中枢神经兴奋药（psychostimulants）；⑥促智药，脑代谢促进药（nootropic drugs）。

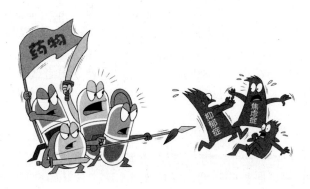

二、抗精神病药

（一）概述

抗精神病药（antipsychotic drugs）是指主要用于治疗精神分裂症以及其他具有幻觉、妄想等精神病性症状的精神障碍的药物，可分为两大类：

1. 第一代抗精神病药，又称神经阻滞剂（neuroleptics）、多巴胺受体阻滞剂、传统抗精神病药、典型抗精神病药。其主要通过阻断中枢多巴胺 D_2 受体而起到控制幻觉、妄想等阳性症状的作用。代表药为氯丙嗪、氟哌啶醇等。

2. 第二代抗精神病药，又称非典型抗精神病药、非传统抗精神病药、新型抗精神病药物等。第二代抗精神病药物不单可以控制幻觉、妄想等阳性症状，还可以控制思维贫乏、情感淡漠、意志减退等阴性症状，而且与第一代抗精神病药物相比，不良反应相对较少，常见的有利培酮、帕利哌酮、氯氮平、奥氮平、喹硫平、氨磺必利（amisulpride）、齐拉西酮（ziprasidone）、阿立哌唑（aripiprazole）等。

（二）治疗作用

抗精神病药物的治疗作用主要包括：①抗精神病，即控制幻觉、妄想的作用（治疗阳性症状）和激活作用（治疗阴性症状）；②非特异性镇静；③预防疾病复发。

（三）适应证

抗精神病药物主要用于治疗精神分裂症和预防精神分裂症的复发，也用于治疗其他具有精神病性症状的非器质性或器质性精神障碍，控制躁狂发作。

（四）常见药物

1. 氯丙嗪：既有控制幻觉、妄想的作用，又有较强的镇静作用。多为口服给药，注射制剂可用于快速有效地控制患者的兴奋和急性精神病性症状。常见不良反应有体位性低血压、抗胆碱能反应、过度镇静。

2. 氟哌啶醇：可控制幻觉、妄想，小剂量也可用于治疗儿童多动症及抽动秽语综合征。注射剂常用于处理精神科的急诊问题，也可用于老年患者或伴有躯体疾病的兴奋躁动的精神障碍患者，主要不良反应为锥体外系反应。长效制剂（注射剂）的锥体外系不良反应相对较轻。

3. 奋乃静：有控制幻觉、妄想的作用，可用于老年患者或伴有心、肝、肾、肺等脏器疾病的患者，主要不良反应为锥体外系症状，自主（植物）神经不良反应较少。

4. 舒必利：治疗精神分裂症需要较高剂量，静脉滴注可以用于缓解患者的紧张性症状，主要不良反应为泌乳、闭经、性功能减退、体重增加等。

5. 五氟利多：为口服长效制剂，每周给药 1 次。该药碾碎后易溶于水，无色无味，给药方便，在患者家属的协助下常用于不配合治疗的患者。主要不良反应为锥体外系症状，偶发抑郁及迟发性运动障碍。

6. 利培酮：对阳性症状、阴性症状、情感症状疗效均较好，长期维持治疗、预防复发的疗效也优于传统药物，具有有效剂量小、用药方便、耐受性较好的特点。主要不良反应为头晕、激越、失眠以及泌乳、闭经等，镇静作用、抗胆碱能作用小，较大剂量可出现锥体外系反应。

7. 帕利哌酮：即九羟利培酮，是利培酮在体内经过肝脏代谢后的产物，可用于控制阳性症状、阴性症状、情感症状等，不良反应与利培酮类似。

8. 氯氮平：推荐用于治疗难治性病例，但在临床中不作为一线药物使用。主要有体重增加、心动过速、便秘、排尿困难、流涎等不良反应，还可引起体温升高、癫痫发作，且粒细胞缺乏症发生率相对其他抗精神病药物高，但几乎不引起锥体外系不良反应及迟发性运动障碍。

9. 奥氮平：对精神分裂症和其他有严重阳性症状和/或阴性症状的精神障碍的急性期和维持治疗均有较好的疗效，耐受性较好。主要不良反应为思睡、乏力、头晕、便秘、体重增加等。

10. 喹硫平：有效剂量范围较宽，对阳性症状、阴性症状、情感症状等均有疗效，耐受性较好。主要不良反应是思睡、头晕、乏力、体位性低血压等。

11. 氨磺必利：低剂量对于精神分裂症的阴性症状有效，高剂量对阳性症状更为有效。主要不良反应为锥体外系不良反应、高泌乳素血症、激越、焦虑、失眠等。

12. 齐拉西酮：用于治疗精神障碍的阳性症状、阴性症状、认知症状和情感症状。常见不良反应有头晕、困倦、思睡、恶心、心动过速、锥体外系不良反应及体位性低血压。对体重、血糖没有明显影响，但可能延长 QT 间期。

13. 阿立哌唑：用于治疗精神障碍的阳性症状、阴性症状、攻击症状、认知症状和情感症状。常见不良反应有头晕、头痛、恶心、呕吐、静坐不能、激越等。对引起体重、血糖、血脂升高的风险相对较小。

三、抗抑郁药

（一）概述

抗抑郁药（antidepressant drugs）是一类治疗各种抑郁状态，但不会提高正常人情绪的药物。可将抗抑郁药物大致分为 4 类：①单胺氧化酶抑制剂（monoamine oxidase inhibitors，MAOIs）；②三环类抗抑郁药（tricyclic antidepressants，TCAs），包括在此基础上开发出来的四环或杂环类抗抑郁药；③选择性 5 - 羟色胺再摄取抑制剂（selective serotonin reuptake inhibitors，SSRIs）；④其他递质机制的抗抑郁药。前两类属传统抗抑郁药物，后两类为新型抗抑郁药物。SSRIs、其他递质机制的新型抗抑郁药可作为一线抗抑郁药。

（二）治疗作用

抗抑郁作用。部分抗抑郁药对强迫、惊恐和焦虑情绪有治疗效果。

（三）适应证

适用于治疗各类以抑郁症状为主的精神障碍，如抑郁症、心因性抑郁、器质性抑郁、恶劣心境障碍等。也可用于伴有抑郁症状的精神分裂症患者，但须注意 TCAs 可能使精神病性症状加重或明显恶化。还可以用于治疗焦虑症、惊恐发作和恐惧症。小剂量丙米嗪可用于治疗儿童遗尿症。氯米帕明则常用于治疗强迫症。

（四）常见药物

1. SSRIs。这是一类新型抗抑郁药物。目前常用于临床的 SSRIs 有 6 种，包括氟西汀、帕罗西汀、舍曲林、氟伏沙明、西酞普兰、艾司西酞普兰。

这类药物的适应证包括抑郁症、强迫症、惊恐障碍和神经性贪食等，抗抑郁作用与 TCAs 相当，但对严重抑郁的疗效可能不如 TCAs；半衰期长，多数只需每日给药 1 次，疗效在停药较长时间后才逐渐消失；与其他抗抑郁药联用可增强疗效，但应避免与 MAOIs 等合用。

2. 5-羟色胺与去甲肾上腺素再摄取抑制剂。代表药物有文拉法辛和度洛西汀，起效较快，低剂量时作用与 SSRIs 类似，可用于迟滞、睡眠过多、体重增加的非典型抑郁，中至高剂量用于严重抑郁和难治性抑郁的患者。

3. 去甲肾上腺素能和特异性 5-羟色胺能抗抑郁药。代表药物为米氮平，除抗抑郁作用外，还有较强的镇静和抗焦虑作用。

4. 5-HT2A 受体拮抗剂及 5-羟色胺再摄取抑制剂。代表药物为曲唑酮，适用于伴有焦虑、激越、睡眠障碍的抑郁患者，以及对 SSRIs 治疗不能耐受、出现性功能障碍或无效的抑郁患者。

5. 去甲肾上腺素与多巴胺再摄取抑郁剂。代表药物为安非他酮，适用于迟滞性抑郁、睡眠过多、认知缓慢或假性痴呆及对 5-羟色胺能药物无效或不能耐受者，还可用于注意缺陷障碍、戒烟、兴奋剂的戒断和渴求。

四、心境稳定剂

（一）概述

心境稳定剂（mood stabilizers），或称情绪稳定剂，又称抗躁狂药物（antimanic drugs），是治疗躁狂以及预防双相情感障碍的躁狂或抑郁发作，但不会诱发躁狂或抑郁发作的一类药物。主要包括锂盐（碳酸锂）、某些抗癫痫药（如卡马西平、丙戊酸盐等），以及新一代抗精神病药（如奥氮平、利培酮和喹硫平等）。

（二）适应证

可以用于躁狂或双相障碍的急性期治疗和维持期治疗。

（三）常见药物

1. 碳酸锂（lithium carbonate）。它是锂盐的一种口服制剂，为最常用的抗躁狂药物。碳酸锂的主要适应证是躁狂症，它是目前治疗躁狂症的首选药物，对躁狂症和双相情感障碍的躁狂或抑郁发作还有预防作用。分裂情感性精神病也可用锂盐治疗。对精神分裂症伴有情绪障碍和兴奋躁动者，可以作为抗精神病药物治疗的增效药物。一般至少 1 周才能起效，6～8 周可以完全缓解，此后应以有效治疗剂量继续巩固治疗 2～3 月。可以停药的患者应逐步缓慢进行。不良反应包括多尿、烦渴、腹泻、恶心、白细胞增多、体重增加、构音不清、记忆力问题、震颤、肾损害、心律不齐、低血压等。

2. 抗癫痫药物。有数种抗癫痫药物可以作为心境稳定剂。常用的是丙戊酸盐（valproate）和卡马西平（carbamazepine）。近年开发的一些新型抗癫痫药物，如加巴喷丁（gabapentin）、拉莫三嗪（lamotrigine）和托吡酯（topiramate）等，也用于情感性精神障碍的治疗。

（1）丙戊酸盐：常用的有丙戊酸钠和丙戊酸镁。丙戊酸盐对躁狂症的疗效与锂盐相当，对混合型躁狂、快速循环型双相障碍以及锂盐治疗无效者可能疗效更好。常见不良反应为镇静、胃肠道反应、脱发、共济失调、震颤、转氨酶升高等。

（2）卡马西平：对治疗急性躁狂和预防躁狂发作均有效，尤其对锂盐治疗无效的、不能耐受锂盐不良的以及快速循环发作的躁狂患者，效果较好。卡马西平与锂盐合并应用预防双相患者复发，其疗效较锂盐与抗精神病药物合用要好。不良反应有视物模糊、口干、便秘等，皮疹较多见，严重者可出现剥脱性皮炎。

五、抗焦虑药

（一）概述

抗焦虑药（anxiolytic drugs）是主要用于消除或减轻焦虑、恐惧、紧张和具有镇静催眠作用的药物。抗焦虑药包括苯二氮䓬类、丁螺环酮、β肾上腺素受体阻滞剂如普萘洛尔等。单胺氧化酶抑制剂、三环类抗抑郁药、新型抗抑郁药和部分抗精神病药（小剂量使用）也均有抗焦虑作用。

（二）治疗作用

苯二氮䓬类主要有4类药理作用：①抗焦虑作用，可以减轻或消除焦虑不安、紧张、恐惧情绪等；②镇静催眠作用，对初段（入睡困难）、中段（浅睡易醒）及末段（早醒）失眠均有改善作用；③抗惊厥作用，可以抑制不同部位的脑部癫痫病灶的放电，使其不向外围扩散；④骨骼肌松弛作用：通过抑制脊髓和脊髓上的运动反射所致。

（三）适应证

苯二氮䓬类既是抗焦虑药也是镇静催眠药。临床上用于治疗各种类型的神经症、各种失眠以及各种躯体疾病伴发的焦虑、紧张、失眠、自主（植物）神经功能紊乱等症状，也可用于各种伴焦虑、恐惧、紧张、失眠的精神障碍，还可用于激越性抑郁、轻性抑郁的辅助治疗。另外，可用于癫痫治疗，以及作为酒精戒断症状的替代治疗。

（四）常见药物

1. 苯二氮䓬类。常见的苯二氮䓬类药物有地西泮、阿普唑仑、艾司唑仑、劳拉西泮、奥沙西泮、硝西泮、氯硝西泮等。对于有持续性焦虑和躯体症状的患者，适合选用长半衰期的药物，如地西泮。如果患者的焦虑症状呈波动性，应选择半衰期较短的药物，如奥沙西泮、劳拉西泮等。对于睡眠障碍患者，常用硝西泮、艾司唑仑、氯硝西泮等。戒酒时，地西泮替代治疗较好。氯硝西泮对癫痫有较好的效果。缓解肌肉紧张可用劳拉西泮、地西泮、硝西泮。应注意避免两种甚至三种苯二氮䓬类药物同时合用。

苯二氮䓬类可产生耐受性，应用数周后疗效可能降低，需要调整剂量才能取得较好的效果。长期应用后可产生依赖性，包括躯体依赖、精神依赖，与酒精及巴比妥可发生交叉依赖。躯体依赖多发生在持续使用 3 个月以上者，短半衰期药物较易产生依赖。突然中断药物，可引起戒断症状。因此，苯二氮䓬类药物要避免长期应用，停药时应逐步缓慢停药。

2. 丁螺环酮（buspirone）。它是非苯二氮䓬类抗焦虑药物。一般剂量下没有明显的镇静、催眠、肌肉松弛作用，也无依赖性。起效比苯二氮䓬类慢。主要适用于广泛性焦虑症，也可用于伴有焦虑症状的强迫症、抑郁症、酒精依赖及冲动攻击行为。对惊恐发作疗效不如三环类抗抑郁药。与其他镇静药物、酒精没有相互作用，不会影响患者的机械操作和车辆驾驶。

第七节 物理治疗

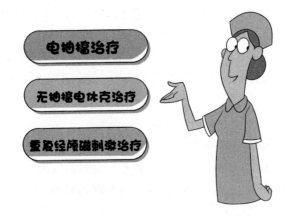

电抽搐治疗

无抽搐电休克治疗

重复经颅磁刺激治疗

一、电抽搐治疗

（一）概述

电抽搐治疗（electroconvulsive therapy，ECT），又称电休克治疗（electrical shock therapy），是以一定量的电流通过大脑，引起意识丧失和痉挛发作，从而达到治疗目的的一种方法。目前，有条件的地方已推广使用无抽搐电休克治疗。该方法是通电前给予麻醉剂和肌肉松弛剂，从而抑制通电后的抽搐发作，更为安全，也易被患者和家属接受。

（二）适应证

包括：①严重抑郁，有强烈自伤、自杀企图及行为者；②极度兴奋躁动，冲动伤人者；③违拗、拒食和紧张性木僵者；④精神药物治疗无效或对药物治疗不能耐受者。

（三）禁忌证

包括：①脑器质性疾病，如颅内占位性病变、脑血管疾病、外伤等；②心血管疾病，如冠心病、高血压、心律失常、主动脉瘤、心肌梗死及心功能不全者；③严重的呼吸系统疾病；④严重的肝、肾疾病；⑤骨关节疾病，尤其是新近发生者；⑥出血或不稳定的动脉瘤畸形；⑦有视网膜脱落风险的疾病，如青光眼；⑧急性的全身感染、发热；⑨利舍平治疗者；⑩60岁以上老年人、12岁以下儿童及孕妇。

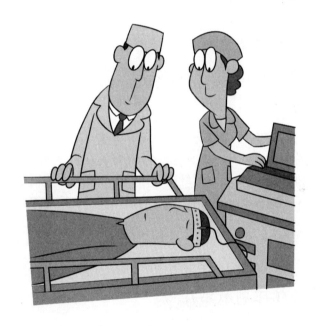

（四）治疗流程

1. 治疗前准备。①全面了解病情，详细的体格检查，包括神经系统检查。必要时，进行实验室检查和辅助检查，如血常规、血生化、心电图、脑电图、胸片、头颅CT等。②获取知情同意。③治疗前8小时停用抗癫痫药和抗焦虑药，或治疗期间避免服用这些药物，禁食、禁水6小时以上。减少治疗期间应用的抗精神病药或抗抑郁药或锂盐剂量。④准备好各种急救药品和器械。⑤治疗前测体温、脉搏、血压。如体温在37.5℃以上，脉搏120次/分以上或低于50次/分，血压超过150/100毫米汞柱或低于90/50毫米汞柱，应禁用。⑥通常于治疗前15～30分钟皮下注射阿托品0.5～1.0毫克，预防迷走神经过度兴奋，减少分泌物。⑦排空大小便，取出活动假牙，解开领扣、衣带，取下发卡等。

2. 操作方法。患者仰卧治疗床上，四肢保持自然伸直姿势，在两肩胛间胸椎中段处垫一枕头，使脊柱前突。应用缠有纱布的压舌板放置在患者一侧上下臼齿间，或用专用牙垫放置于两侧上下臼齿间，以防咬伤。用手紧托下颌，以防下颌脱臼。另由护士保护患者的肩肘、髋膝关节及四肢。

安置好电极，于患者头顶和非优势侧颞部或双侧颞部紧密放置涂有导电冻胶或生理盐水的电极，调节好电量后放电。放电后患者会出现抽搐发作，抽搐发作类似癫痫大发作。待抽搐停止、呼吸恢复后，应将患者安置在安静的室内。如呼吸恢复不好，应及时进行人工呼吸。至少休息 30 分钟，由专人护理，观察患者生命体征和意识恢复情况，兴奋躁动者要防止跌伤。待患者意识清醒后，酌情起床活动进食。

治疗由每日 1 次过渡到隔日 1 次或者一开始就隔日 1 次，一个疗程 6～12 次。

3. 并发症。常见的并发症有头痛、恶心、呕吐、可逆性的记忆力减退、全身肌肉酸痛等，这些症状无须处理。骨折和关节脱位也是常见的并发症，是肌肉的突然剧烈收缩所致。

二、无抽搐电休克治疗

为减轻肌肉强直、抽搐，避免骨折、关节脱位等并发症的发生，目前已推广使用无抽搐电休克治疗。

具体方法为：在麻醉师的参与下施行，治疗前肌注阿托品 0.5 毫克。按患者年龄、体重给予丙泊酚或硫喷妥钠诱导患者入睡，待患者出现哈欠、角膜反射迟钝时，给予 0.2% 氯化琥珀酰胆碱 0.5～1.5 毫克/千克静脉注射，观察肌肉松弛程度。当腱反射消失或减弱，面部、全身出现肌纤维震颤，呼吸变浅，全身肌肉放松时，即可通电 2～3 秒。观察口角、眼周、手指、足趾的轻微抽动，持续 30～40 秒为一次有效的治疗。

无抽搐电休克治疗并发症的发生率较传统电抽搐治疗低，而且程度较轻，可出现麻醉意外、延迟性窒息、严重心律不齐。如出现上述情况，应立即给予心肺复苏。

三、重复经颅磁刺激治疗

（一）概述

经颅磁刺激（transcranial magnetic stimulation，TMS）是一种利用脉冲磁场作用于中枢神经系统，改变皮层神经细胞的膜电位，使之产生感应电流，影响脑内代谢和神经电活动，从而引起一系列生理生化反应的磁刺激技术。

TMS 作用原理是把一绝缘线圈放在特定部位的头皮上，当强烈的电流通过线圈时，就会产生强度为 1.5～2.5 特斯拉的局部磁场，这个局部磁场会以与线圈垂直的方向透过头皮和颅骨，进入大脑皮质表层并达到一定深度。初始电流强度的快速交变会形成脉冲磁场，脉冲磁场又会引起大脑皮层表层的神经组织中产生感应电流。这个感应电流可影响神经细胞的功能，起到兴奋或抑制的效果。

重复经颅磁刺激（repetitive transcranial magnetic stimulation，rTMS）是利用时变

磁场重复作用于大脑皮层特定区域，产生感应电流改变皮质神经细胞的动作电位，从而影响脑内代谢和神经电活动的生物刺激技术，是在经颅磁刺激基础上发展起来的具有治疗潜力的神经电生理技术。

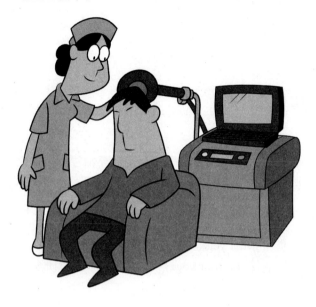

（二）适应证

目前，可用 rTMS 进行治疗的精神障碍主要包括抑郁症和精神分裂症。此外，还包括睡眠障碍、焦虑症、强迫症、创伤后应激障碍、孤独症以及迟发性运动障碍等。

（三）禁忌证

包括颅内有金属异物，植入心脏起搏器、心脏支架者，有耳蜗植入物者，有明显颅内压升高者。有癫痫发作史及癫痫家族史的患者禁止使用高频率高强度的刺激。

（四）操作方法

治疗前应检查危险物品，不能携带心脏起搏器、金属物品、金属植入物、耳蜗植入物、听力辅助装置、手表、计算器、信用卡等物品。

rTMS 大致的操作过程如下：

打开激发器，然后选择运动诱发的磁刺激项目。测运动诱发电位，以确定刺激强度。患者取坐姿，背对仪器，将线圈放在患者颅骨某部位上方。在激发器上选定刺激频率，设定每次的平均数及步骤数来设定刺激次数。按下"激发"按钮。调整刺激强度，直至在激发器的屏幕上看到合适的反应。

rTMS 治疗参数包括刺激部位、频率、强度、刺激时间、疗程等。根据患者不同的疾病诊断、症状等，选择不同的脑区进行磁刺激，如对抑郁症的治疗研究包括对许多部位的刺激，如左背侧前额叶、右背侧前额叶、左前额叶等。

每天治疗 1 次，每次治疗时间约 20 分钟。一个疗程 10 次，一般推荐治疗 2 个疗程。

rTMS 不需要全身麻醉，容易操作，安全性高。患者一般都能耐受，不良反应少。rTMS 不良反应有头痛、癫痫发作。头痛的发生率为 10%～30%，持续时间多较短暂，多可自行缓解。癫痫发作的发生率较低，小于许多药物。

● 第八节 其他治疗

除了心理治疗、药物治疗、物理治疗，某些补充治疗方法，比如瑜伽、针灸、音乐治疗等，对于一些精神（心理）障碍的患者也可以起到一定的疗效。

一、瑜伽

瑜伽包括哈他瑜伽（hatha yoga）、力量瑜伽（power yoga）、克利帕鲁瑜伽（kripalu yoga）及福勒斯特瑜伽（forrest yoga）等多个流派。有研究发现，瑜伽可以对某些精神（心理）障碍的患者产生疗效。

哈他瑜伽包含体态练习、呼吸控制、放松及冥想等一系列内容。国外一项研究发现，瑜伽可以作为抑郁治疗的一种有效辅助手段。该研究分为两组，试验组采用抗抑郁药加哈他瑜伽治疗，对照组采用抗抑郁药加健康教育课程，结果发现瑜伽治疗在治疗的早期效果不明显，但其益处随着时间推移而积累，有较好的疗效。有一项研究纳入了 88 名绝经后女性，这些受试者被随机分入哈他瑜伽组、常规锻炼组及无锻炼组，结果发现哈他瑜伽组患者的焦虑症状较另外两组减轻。还有研究发现，瑜伽可以减轻妊娠期抑郁患者的焦虑症状。

二、针灸

针灸疗法在中国、日本、韩国等东亚国家拥有悠久的历史。针灸疗法包括传统针法、电针及激光针刺。有研究发现，针灸可以产生镇痛效应。有研究认为，针灸治疗可以减轻抑郁症状。也有研究发现，针灸治疗可以减轻焦虑症状。但对于针灸的疗效目前仍存在争议，需要开展高质量的临床研究进一步验证。

三、音乐治疗

音乐治疗以前被发现可带来积极的心理学效应。有研究发现，音乐治疗与常规治疗相比，可以减轻肿瘤科患者的焦虑症状。还有研究发现，与单纯接受标准治疗的抑郁症患者相比，加入音乐治疗的疗效优于单独的标准治疗。另外，有研究表明音乐治疗作为辅助治疗和常规疗法联用时，至少可以在治疗的短－中期内改善精神分裂症患者及分裂样精神障碍患者等严重精神障碍患者的症状及生活质量等。

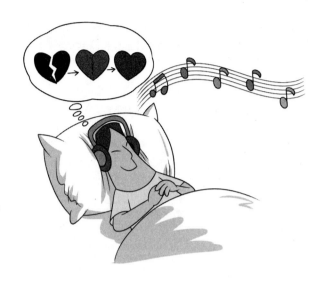

四、按摩疗法

有研究发现，按摩疗法可以改善抑郁症患者的抑郁症状。有研究发现，每天接受仅仅 15 分钟的背部按摩，连续 1 周，即有助于缓解癌症患者的焦虑症状。还有研究发现，穴位按摩可以显著减少乳腺癌患者的持续性疲劳感、睡眠质量和生活质量。

五、芳香疗法

芳香疗法又称芳疗，使用通过蒸馏得到的植物精油治疗而产生疗效。目前已有玫瑰、薰衣草、柠檬及柑橘等超过 60 种精油用于治疗，这些精油常与按摩配合，共同发挥功效。

韩国的一项研究显示，芳香疗法可以减轻注意缺陷多动障碍（ADHD）患儿母亲的焦虑水平。

六、宠物疗法

宠物辅助治疗的益处已逐渐得到认识，可作为精神疾病的辅助治疗。有研究表明，宠物疗法或有助于治疗难治性抑郁症，可以减轻患者的抑郁症状及社会功能。

美国一项研究，纳入 48 名健康的本科生，将其分为 3 组：第一组与一只狗共处一室；第二组与一位朋友共处一室；第三组独自一人在房间中。让所有受试者在听众前发表演讲及进行心算，并接受焦虑水平的评估，结果发现与狗共处者的唾液皮质醇水平峰值较低，提示狗的存在能让个体在生物学层面上更"平和"。

（郑俩荣）

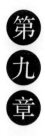

第九章

保健品与心理健康

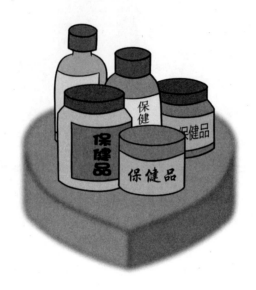

一、Ω-3 脂肪酸

Ω-3，又称为 ω-3、omega-3，其家族成员主要包括 α-亚麻酸（ALA）、二十碳五烯酸（EPA）和二十二碳六烯酸（DHA）等，是人体自身无法合成的、必须从食物中摄取的两种必需脂肪酸之一。Ω-3 脂肪酸在细胞膜结构中起着重要作用，也是类二十碳烷（花生酸类）的前体。Ω-3 脂肪酸主要存在于以下食物中：①植物油，如紫苏籽油、亚麻籽油、核桃油中，Ω-3 脂肪酸含量较高；②深海鱼，如沙丁鱼、三文鱼、金枪鱼、鲱鱼、鲭鱼、虹鳟鱼、贻贝、鳕鱼、秋刀鱼等，Ω-3 脂肪酸的含量也较为丰富；③坚果和植物种子，如碧根果、榛子、杏仁、花生、腰果、小南瓜子、巴西坚果、无花果干等；④各类食用豆，如豌豆、大豆等，不仅能提供优质植物蛋白，还含有 ALA；⑤果蔬，如菠菜、羽衣甘蓝、芽甘蓝、马齿苋、紫苏、牛油果等。

Ω-3 脂肪酸具有一定的医学价值，已有大量研究证实其具有抗炎症、抗血栓形成、抗心律失常、降低血脂、舒张血管、提高骨骼密度的特性，以及治疗包括疼痛、糖尿病肾脏损伤、肥胖、皮肤病、肿瘤、克罗恩病及红斑狼疮甚至恶性肿瘤在内的一些疾病，怀孕时补充 EPA 和 DHA 能有助于孕妇的健康和胎儿的发育。在精神卫生学领域，Ω-3 脂肪酸也具有一定的预防及治疗意义：有多项研究显示，与其他治疗联用时，Ω-3 脂肪酸有助于改善精神分裂症、躁狂或抑郁等患者的精神病理学状况。相比于慢性期，Ω-3 脂肪酸在疾病早期的疗效似乎更好。其潜在的机制可能包括抗炎、抗氧化及抗凋亡效应，可激活细胞信号传导通路，预防突触丢失及神经元、胶质细胞死亡。

在对阿尔茨海默病（AD）的研究中，海鲜、Ω-3 补充剂摄入和 Ω-3 血液水平越高，AD 的发生率越低，认知能力越好，易受 AD 损害大脑区域保留得越完整。载脂蛋白 4（APOE4）是一种可修饰的 AD 危险因素，DHA 补充剂可使 APOE4 对 AD 病理改变的影响减弱，但补充 DHA 带来的获益仅限临床 AD 发生之前。

对儿童双相谱系障碍的研究显示，高剂量 Ω-3 脂肪酸联合肌醇的方案对改善躁狂与抑郁症状均有显著疗效。此外，肌醇与 Ω-3 脂肪酸两种物质的不良反应非常轻微，这是相比于其他治疗方式的潜在优势，尤其是对于敏感的儿童群体。但在未进行其他大规模验证前，这一联用方案仅仅是有望成为青春期前双相谱系障碍的有效治疗手段，且机制尚有争议，尚不足以应用于临床。

Ω-3 脂肪酸水平较高的饮食文化中抑郁的发生率相对较低。对于 Ω-3 脂肪酸的抗抑郁效应，不同的团队研究结果显示不同甚至相反的结论。为此，哈拉汉（Hallahan）等人比较了 EPA 和 DHA 这两种 Ω-3 脂肪酸后认为：对于达到临床诊断标准的抑郁患者，EPA 治疗有效，而 DHA 无显著效果；对于未达诊断标准的亚临床抑郁患者，EPA 与 DHA 均无效。其潜在的原因可能为 EPA 的抗抑郁疗效可能通过抗炎作用介导，而这一作用是 DHA 所不具备的。

由于 Ω-3 脂肪酸对抑郁的治疗有一定帮助，而现有抑郁与焦虑的治疗交叉性较大，所以有人认为 Ω-3 脂肪酸也可能具有一定的抗焦虑作用。动物研究表明，长期在饮食中添加 Ω-3 脂肪酸对改善鼠、狐、猴的焦虑程度具有积极的治疗作用。一项对于焦虑的女性人群的研究表明，DHA 与焦虑障碍的关系是线性的，与 DHA 摄入量最低的相比，摄入 DHA 最高的患焦虑障碍组的概率低近 50%。有报道说，焦虑症患者体内的 Ω-3 脂肪酸水平较低，理论上补充 Ω-3 脂肪酸似乎能抑制肾上腺皮质轴的激活，从而改善一些焦虑症状，但是支持这一假说的试验数据仍然较少。尽管如此，Ω-3脂肪酸作为一种对健康有诸多益处的营养补充剂，如确实存在减轻焦虑情绪功效则是一种锦上添花；虽然大规模研究验证其对焦虑情绪并无明显改善，也并不影响多数选购者对其青睐。

二、褪黑素

褪黑素，又称为褪黑素、美拉酮宁、抑黑素、松果腺素，是由哺乳动物和人类的松果体产生的一种胺类激素，是一种使皮肤色素变浅的激素类物质，因而命名为褪黑素。在哺乳动物处于黑暗中时，褪黑素分泌活动立即加强；当转于光亮环境时，即停止分泌。褪黑素分泌的节律，可随光线的变化从尿液中测出。睡眠、饮食状况、精神状态以及应激等因子也对褪黑素的分泌有一定影响。注射褪黑素于下丘脑，可抑制促性腺激素的分泌，但也观察到褪黑素可以直接作用于垂体。因此，褪黑素可以通过下丘脑和/或垂体而抑制促性腺激素的分泌。另外，卵巢内也曾发现有褪黑素的受体，提示这也是褪黑素的作用位点。

国内外对褪黑素的生物学功能，尤其是作为膳食补充剂的保健功能进行了广泛的研究，表明其具有抗衰老、调节免疫、抗肿瘤、保护神经等多项生理功能。褪黑素通过清除自由基、抗氧化和抑制脂质的过氧化反应来保护细胞结构，防止 DNA 损伤，降低体内过氧化物的含量。褪黑素对神经系统同样具有多重保护效应，包括保护线粒体完整性、降低小胶质细胞活性等。褪黑素还可改善代谢综合征，后者同样与脑组织的神经毒性效应有关。此外，褪黑素对外源性毒物（如百草枯）引起的过氧化以及产生的自由基所造成的组织损伤有明显的拮抗作用。

　　长期以来，褪黑素针对睡眠障碍的疗效得到了广泛的探讨，其改善睡眠的效果较明确。褪黑素被发现能缩短睡前觉醒时间和入睡时间，改善睡眠质量，睡眠中觉醒次数明显减少，浅睡阶段短，深睡阶段延长，次日早晨唤醒阈值下降，且有较强的调整时差功能。

　　对于心境障碍的治疗，褪黑素仍停留在"有潜力"的层面。基于现有证据，相比于安慰剂，褪黑素治疗抑郁发作的疗效可能稍有优势，但未达统计学意义。但考虑其较好的可接受度及耐受性，褪黑素的研究仍可能具有一定价值。

　　第二代抗精神病药物（SGAs）被广泛用于精神分裂症、双相障碍等疾病的治疗，因包括肥胖、高血糖、胰岛素抵抗及血脂异常等代谢方面的不良反应对患者躯体及疾病的转归均可造成显著的消极影响，故限制了奥氮平、氯氮平等药物的使用。作为一种廉价且相对安全的辅助药物，褪黑素可有效降低双相障碍患者的血压，而这一效应在精神分裂症患者中并不显著。无论是精神分裂症还是双相障碍患者，褪黑素均可显著改善血脂代谢，并减轻由 SGAs 带来的体重增加状况。然而，目前褪黑素在临床中尚未得到广泛应用，其有效性和安全性仍需更多的研究和临床试验加以验证。

三、辅酶 Q_{10}

　　辅酶 Q_{10} 是一种线粒体功能调节剂，临床应用于心血管疾病、肝炎及癌症的综合治疗等方面，也是当下流行的一种保健品。有研究表明，辅酶 Q_{10} 在精神健康领域存在一定的临床应用潜能。

　　辅酶 Q_{10} 具有神经保护效应，可预防阿尔茨海默病、帕金森病和亨廷顿病的神经变性；可升高脑源性神经营养因子（BDNF）水平，保护海马细胞免受伤害。

　　在抑郁症动物模型中，辅酶 Q_{10} 对 5－羟色胺信号传导的影响与氟西汀相当，也就是说调节 5－羟色胺的信号传导是辅酶 Q_{10} 抗抑郁作用的一种可能途径。难治性抑郁（TRD）患者体内抗氧化剂（维生素 C、维生素 E、辅酶 Q_{10}）水平降低，使机体抵抗氧化应激和亚硝化应激的能力减弱，而辅酶 Q_{10} 可能成为治疗 TRD 的新靶点。

　　双相障碍之中，抑郁相在病程中所占据的时间往往更长，但治疗选择相对较少，治疗反应较差。现有证据认为线粒体功能异常、氧化应激、炎症等均在双相抑郁的病理生理学中扮演着重要角色，而作为一种线粒体功能调节剂，辅酶 Q_{10} 兼具抗氧化及抗炎症效应，理论上可通过调节抗氧化及抗炎通路改善双相抑郁症状，但现有高质量临床研究证据仍较为缺乏。

（张雅琦）

第十章

微量元素与心理健康

　　元素，又称化学元素，是具有相同的核电荷数（即核内质子数）的一类原子的总称。简单来说，元素是构成自然界一切实在物体最简单的组成部分。按照元素在生物体内的含量划分，元素可分为大量元素和微量元素。大量元素是指含量超过生物体总重量万分之一的元素。人体内的大量元素共有 11 种，按需要量多少的顺序由多至少依次排列为：氧、碳、氢、氮、钙、磷、钾、硫、钠、氯、镁。人体若缺乏某种大量元素，会引起人体机能失调，但这种情况很少发生，因为一般的饮食中含有绰绰有余的大量元素。而含量低于生物体总重量万分之一的元素则被称为微量元素。人体内的微量元素有铁、锌、铜、锂、铬、钴、锰、钼、锡、硅、硒、钼、碘、氟、钒等。微量元素虽然在体内含量很少，但它们在生命过程中的作用不可低估，而且与心理健康之间也有着密不可分的联系。下面介绍几种微量元素的食物来源、生理作用以及与心理健康之间的关系。

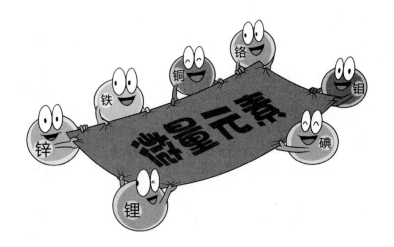

一、锌

　　锌主要从海产品、动物内脏、奶制品等食物中获取，海产品中以牡蛎含锌量最高。而水、主食类食物以及孩子们爱吃的蛋类里几乎都没有锌，含有锌的蔬菜和水果也不是很多。我们也可以通过服用药物来补充锌，但是，额外补充有可能造成体内锌过量，从而引发代谢紊乱，甚至对大脑造成损害。服用锌过量会导致人出现呕吐、头痛、腹泻、抽搐等症状，并可能损伤大脑神经元，导致记忆力下降。此外，体内锌含量过高，可能会抑制机体对铁的吸收，从而引起缺铁性贫血。

　　易缺锌的个体包括罹患胃肠道疾病者、饮酒者、素食者及妊娠/哺乳期女性。这几类人平时生活中应注意多摄入含锌丰富的食物，必要时也可以服用锌补充剂等药物补充锌。

　　锌元素在人体中发挥着重要的生理作用：

　　1. 生理调节。胰岛素对于人体内的血糖代谢是不可缺少的一种激素，每一个胰岛素分子内含有两个锌原子，锌与胰岛素的产生、分泌、贮存以及胰岛素的活性有密切的关系。

2. 促进生长。锌与核酸（DNA 和 RNA）及蛋白质的合成有密切的关系，而核酸及蛋白质是人体细胞生长过程中的必需物质。当人体缺乏锌时，毛发色素会变淡，指甲上会出现白斑。

3. 促进性功能发育。锌是促进性器官发育的关键元素。儿童和青少年正处于发育旺盛时期，缺锌会导致第二性征发育不全。

4. 促进伤口愈合。锌可以维持上皮黏膜组织的正常黏合，手术后的病人摄入适量含锌的药物，可加速伤口愈合。

5. 维持正常的暗视能力。维生素 A 还原酶是维持夜间视力的关键物质，锌与维生素 A 还原酶的合成有关。

6. 保持正常味觉和食欲。唾液内有一种唾液蛋白，称为味觉素，锌通过味觉素影响味觉和食欲，味觉素还是口腔黏膜上皮细胞的营养素。缺锌后，口腔黏膜上皮细胞就会大量脱落，脱落的上皮细胞能掩盖和阻塞乳头中的味蕾小孔，使食物难以接触味蕾小孔，导致进食时无法品尝到食物的滋味，从而降低食欲，甚至出现异食癖。

7. 提高免疫能力。缺锌可造成机体内一些免疫功能降低，如反复出现呼吸道感染等。

8. 促进儿童智力发育，尤其是年龄为 12 ～ 13 岁的儿童。

在过往的研究中，科学家们发现锌与人类大脑之间是息息相关的。锌缺乏不仅与精神分裂症有关，同时也可导致行为紊乱和脑功能下降。更重要的是，有证据指出，锌补充剂是抑郁症药物疗法的有效辅助手段，抗抑郁药与锌补充剂联用可有效减轻抑郁症状。

一项共有 1 643 名抑郁患者及 804 名对照正常人群参与的研究分析显示，抑郁患者的血锌水平普遍低于对照正常人群。比亚韦斯托克医科大学的研究人员对 100 名年龄在 60 ～ 102 岁之间的养老院老人的相关数据进行分析后发现，血清锌浓度与精神状态有关。与表现出记忆损伤和抑郁迹象的老人相比，具有正常认知和无抑郁表现的老人，血清锌浓度明显较高，但血清锌浓度与抑郁严重程度无关。

二、铁

铁的丰富来源有精瘦肉类、海鲜、动物内脏和一些蔬菜（比如菠菜）等。铁在人体中发挥着不可替代的作用：

1. 合成血红蛋白。红细胞的功能是输送氧气，每个红细胞约含有 2.8 亿个血红蛋白分子。每个血红蛋白分子又含有 4 个铁原子，这些血红蛋白中的铁原子，才是真正携带和运输氧的重要成分。

2. 合成肌红蛋白。肌红蛋白存在于肌肉内，有结合氧及储存氧的功能，起氧贮存器的作用。肌红蛋白内的铁约占体内总铁量的 3%，每个肌红蛋白含 1 个亚铁血红素，当肌肉运动时，它可以提供或补充血液运输氧的不足。

3. 参与机体代谢。铁参与维生素和其他微量元素的代谢过程，可以促进人体的新陈代谢。

4. 增加对疾病的抵抗力。足量的铁对维持免疫系统的正常功能是必需的，铁缺乏会影响机体的免疫。人体缺铁时，细胞的杀灭细菌、吞噬细菌及产生抗体的能力均降低，而人体在补充铁以后免疫反应有明显改善。但是，体内铁并不是越多越好，铁是细菌所需要的物质，如果体内铁过多，感染的危险性也会相应增加。由此可见，铁元素过多或缺乏都可导致免疫反应的变化。

5. 与能量代谢密切相关。机体内能量释放与细胞聚集铁的数量多少有关，细胞聚集铁越多，释放的能量也就越多。心、肝、肾等具有高度生理活动能力和生化功能的器官细胞内，蓄积的铁特别多。

6. 与脑功能有关。铁对所有年龄段人的正常脑功能至关重要，早期缺铁性贫血对儿童智力的影响可持续多年。患有缺铁性贫血的儿童的学习表现、感觉运动能力、注意力、学习和记忆能力与正常儿童均存在着差异。

铁与人类心理活动之间存在着非常紧密的联系：

1. 多巴胺的合成需要铁，而多巴胺是一种在情绪障碍中起重要作用的物质，抑郁症患者的血液中多巴胺水平常常下降。

2. 另有研究表明，缺铁可能与精神分裂症的发生有关。

3. 铁会影响大脑对血清素和多巴胺的调节，这些化学物质可直接影响到人类的情绪、思想和感知。

4. 有研究发现，儿童缺铁性贫血与抑郁症、双相障碍、注意缺陷多动障碍及自闭症等常见精神（心理）障碍存在关联。

台湾地区开展的一项研究分析了近1.5万名儿童和青少年的数据后发现，与血液含铁量正常的儿童相比，血液含铁量偏低的孩子的抑郁症发生风险增加2.34倍，双相障碍的发生风险增加5.8倍，注意缺陷多动障碍的发生风险增加1.67倍，自闭症的发生风险增加3.08倍。

三、铜

含铜丰富的食物有动物内脏、肉类（尤其是家禽的肉）、海产品（如鱼、螺、牡蛎、蛤蜊等）、豆类、一些坚果（如核桃、栗子、花生、葵花子、芝麻、杏仁等）、某些蔬菜（如菠菜、芹菜、香瓜、白菜等）、巧克力、马铃薯、蘑菇等。当人体铜摄入量不足时可引起缺乏病，但摄入过量又可能造成中毒，包括急性铜中毒、肝豆状核变性、儿童肝内胆汁淤积等疾病。急性铜中毒时会出现消化道中毒症状，口内有金属味，上腹痛，恶心呕吐或腹泻；严重者可出现胃肠黏膜溃疡、溶血、肝坏死、肾损害，甚至发生低血压、休克而死亡。

铜对人体生理健康有着十分重要的意义：

1. 保持正常的造血机能。铜能促进铁的吸收和运输，由铜参与构成的铜蓝蛋白可以促进血红素和血红蛋白的合成。

2. 维持骨骼、血管和皮肤的正常结构。

3. 保证中枢神经系统的正常功能。

4. 保护毛发正常的色素和结构。

5. 保护机体细胞免受超氧离子的毒害。

6. 铜对胆固醇代谢、心肌细胞氧化代谢、机体防御机能、激素分泌等许多方面也有影响。

铜对人体心理健康同样有着十分重要的意义。铜也会影响大脑对血清素和多巴胺的调节，而这些化学物质会直接影响到人类的情绪、思想和感知。另一方面，铜可能与抑郁症、焦虑障碍、精神分裂症的发生有关，而这可能与铜缺乏会引起含铜酶（如多巴胺 - β - 羟化酶和酪氨酸羟化酶）的相关功能障碍有关。

日本一项对 1 423 名老年人的研究表明，血铜水平可能与抑郁症状的严重程度呈正相关。

四、铬

铬的丰富来源有干酪、肉类和动物肝脏等。铬元素的生理作用：

1. 预防心血管疾病。铬能抑制体内胆固醇和脂肪酸的合成，从而防止动脉粥样硬化。

2. 促进胰岛素的作用。体内糖的代谢必须依靠胰岛素，铬可激活胰岛素，从而降低血糖。

3. 铬元素可以帮助恢复近视眼。铬元素对胰岛素分泌有影响，缺乏铬导致胰岛素减少，而血液里胰岛素减少会使糖的利用发生障碍，从而引起血糖升高。血糖增高引起渗透压降低，造成了眼睛晶状体和房水渗透压改变，使得晶状体变凸，屈光度增加，这样就形成了近视眼，所以补充铬元素能缓解近视的症状。

4. 促进生长发育。铬参与蛋白质、核酸的代谢，促进血红蛋白的合成。

5. 铬元素是核酸（DNA 和 RNA）的稳定剂，可防止细胞内某些基因物质的突变并预防癌症。

铬是人体必需的一种微量元素，但是，铬过量摄入对人体造成的危害非常大。其毒性与存在的价态有关，铬常见的价态有二价铬、三价铬和六价铬，其中二价铬毒性非常轻微，而三价铬的毒性在人体里就很容易显现。如果人体长期大量摄入三价铬，身体的抗氧化系统就会受到影响，容易得一些慢性的氧化性的疾病，比如糖尿病、高血压。另外，由于抗氧化系统受到了损伤，容易发生肿瘤等这种异常增生的疾病。与三价铬相比，六价铬的毒性较强，大约是三价铬的 100 倍。在临床上，六价铬及其化合物对人体的伤害，通常表现在 3 个方面：

1. 损害皮肤，导致皮炎、咽炎等。

2. 损害呼吸道系统，引发肺炎、气管炎等疾病。

3. 损害消化系统，误食甚至长期接触铬酸盐，极易造成胃炎、胃溃疡和肠道溃疡。过量摄入六价铬，严重的还会导致肾功能衰竭甚至癌症。

补充铬可以增强老年人的认知抑制控制和脑功能，降低罹患神经退行性疾病（如阿尔茨海默病）的风险。而且铬补充剂已被证明可以作为抗抑郁药治疗的辅助手段，能有效减轻抑郁症状，尤其是对于同时患有糖尿病的抑郁症患者，还能有效减少患者对碳水化合物的渴望。

五、锂

锂在平时生活中的主要获取来源有乳制品、蔬菜（特别是茄属蔬菜，如土豆、辣椒和西红柿等）、矿泉水（矿泉所在位置决定锂盐的含量多少，有时矿泉水会包含太多锂盐，而摄入高剂量的锂易引发肾功能衰竭，需要多加小心）、草药、谷物等。

锂在维持人体健康中占有重要的地位：

1. 改善造血功能，提高人体免疫机能。

2. 对中枢神经活动有调节作用，是有效的镇静剂，能镇静、安神，控制神经紊乱。

3. 可用于心血管疾病的防治。

4. 对生物膜有保护作用，能增加膜结构的稳定性。

5. 具有神经保护效应。

综观精神（心理）障碍的治疗发展史，锂在精神（心理）障碍治疗中的价值越来越被临床医生们认可：

（1）锂是一种已知的情绪稳定剂，可用于治疗双相障碍并预防其复发。锂也被证明可用于治疗难治性抑郁症，特别是用于增强抗抑郁药的治疗效果，防止自杀。

（2）阿尔茨海默病的一个显著特征是在大脑中形成导致神经细胞死亡的蛋白质沉积，而锂可以阻止这种蛋白质沉积，使用治疗剂量的锂可能有助于预防阿尔茨海默病。

锂盐是"有故事"的药物，包括其偶然被发现，以及目前围绕其双相障碍治疗地位的争议。然而毫无疑问的是，锂盐改变了精神科的进程。

事实上，锂盐最早的医疗用途是治疗痛风。1847年，英国内科医师阿尔弗雷德·巴林·加罗德（Alfred Baring Garrod）在其痛风患者的血液中发现了尿酸，于是开始研究使用锂盐治疗痛风，并在1859年发表了相关论文。这些工作促使锂盐得到了广泛的临床应用。到20世纪30年代，各式各样的含锂产品遍布市场，用于控制肾结石及所谓的尿酸体质。

作为一种天然金属盐，锂盐被视为"奇迹之药"及双相障碍治疗的金标准。锂盐最早跟精神科搭上关系可能要追溯到1870年。这一年，美国费城神经科医师塞拉斯·威尔·米切尔（Silas Weir Mitchell）建议将溴化锂作为抗惊厥药及助眠药。1871年，纽约贝尔维尤医学院教授威廉·哈蒙德（William Hammond），首次推荐使用锂盐治疗躁狂发作。

约翰·凯德（John Cade）发掘了锂盐作为精神科药物的应用价值。这一创举成为锂盐历史的分水岭，也永远改变了双相障碍及其他一系列精神障碍的治疗。事实上，他的研究是在澳大利亚农村的一个小医院里完成的。凯德猜测，躁狂患者的"精神病性兴奋"可能由某些与尿酸相关的临床状况所致。使用柠檬酸锂和碳酸锂治疗10名患者后，其中一些患者的恢复情况好到令人难以置信，甚至在住院多年后恢复了正常的功能水平。1949年，凯德的原创研究发表于一家非著名学术期刊。该研究后来成为整个精神病学历史上引用最为广泛的文章之一，但在当时并未引起很多关注。部分原因在于大家的关注点在另一项研究上：针对心力衰竭患者，氯化锂能否成功替代氯化钠。

尽管当时反响不大，但幸运的是，澳大利亚及法国的一些研究者沿着凯德的道路继续走了下去，并发现锂盐针对急性躁狂发作确有奇效。真正的突破发生于1952年，丹麦精神科医师、奥胡斯大学精神科门诊主任埃里克·斯特罗姆根（Erik Stromgren）阅读了凯德的研究，并建议其同事莫根斯·休乌（Mogens Schou）开展了一项关于锂盐是否能治疗双相障碍的研究，最终得出结论——针对双相障碍，锂盐治疗是一种有效的治疗手段。

休乌的研究发表后，很多国际药物研究如雨后春笋般涌现出来。此时，一个问题出现了。尽管疗效明确，但锂盐的使用难度颇高，且无法获得血锂浓度，怎样在临床中适当使用锂盐而不至于发生锂中毒成为当时的难题。不过幸运的是，1958年科尔曼光度计的问世使得精确测定血锂水平成为可能，同时也为锂盐进入精神科临床开启了一扇大门。

六、碘

碘对于我们来说大概是最为熟悉的一种微量元素。中学教材上的"大脖子病"图片至今仍让我们印象深刻，而这正是缺碘所引起的一种疾病。碘元素主要存在于沿海地区的土壤和水中，海产品（尤其海藻类食物，如海带、紫菜鱼等）是碘最丰富的来源。食用碘盐是日常生活中补充碘最广为人知的一种简便方法。除此之外，乳制品也是补充碘的重要来源。

碘元素是合成甲状腺素（T_4）和三碘甲状腺原氨酸（T_3）所必需的物质，它们起着关键作用：

1. 甲状腺素能通过促进生物氧化来为人体提供能量。

2. 调节糖、脂肪、蛋白质三大营养物质的合成和分解，同时还能降低血清胆固醇浓度。

3. 调节水盐代谢。甲状腺素可促进组织中水盐进入血液并从肾脏排出，缺乏时可引起组织内水盐潴留，从而发生肢体水肿。

4. 促进某些维生素的吸收利用，如维生素 B_6 等。

5. 促进生长和神经发育。甲状腺素可以促进骨骼的发育和蛋白质合成，维护中枢神经系统的正常结构。怀孕期和婴儿期缺乏碘均可能会损害后代的生长和神经发育，甚至增加婴儿死亡率以及早产、流产、死胎的概率。儿童时期缺乏碘则会导致身体、精神发育迟缓，从而损害认知功能和运动功能。

值得注意的是，人们在记住缺碘危害的同时却往往忽略了一个事实：碘过量对人体同样是有害的，因为碘缺乏或过量均会导致甲状腺素代谢异常。是否需要在正常膳食之外特意补碘，要经过正规体检，听取医生的建议，切不可盲目补碘。

人体内缺碘时可以引起一定的心理紧张，导致精神状态不良。经常食用含碘的食物有助于减轻紧张情绪，对促进睡眠也有一定程度的效果。而碘缺乏或过量所引起的甲状腺素代谢异常则可能与心境障碍有关。大量临床研究发现，甲状腺功能减退导致焦虑或抑郁症状出现的概率升高。

七、钼

豆类、乳制品和肉类（尤其是动物肝脏、肾中含量）是含钼最丰富的几类食物，而蔬菜、水果和海产品中钼含量一般较低。钼缺乏人群可能出现以心动过速、头痛、精神紊乱和昏迷为特征的临床症状，严重者甚至患有克山病（一种对心血管系统有极大危害的疾病），而钼中毒时则会有腹泻、贫血和血尿酸水平升高（可能有痛风发作，如关节肿痛）等表现。

钼是人体内几种重要生物酶的必需组成成分，在人体某些代谢过程中担当着不可或缺的角色：

1. 钼可保护心肌，调节心率，预防心血管疾病。
2. 参与人体内碳水化合物和脂肪的代谢，促进人体发育。
3. 可预防肾结石和龋齿的发生。
4. 有研究表明，钼对食管癌和胃癌有一定的防治作用。
5. 适量的钼可以增强机体免疫力。
6. 参与维生素 B_{12} 的组成和代谢，从而促进红细胞的发育和成熟，钼缺乏时可引起红细胞溶血性贫血。

20 世纪 90 年代，曾有科学家指出，抑郁症精神分裂症患者血清中的钼浓度高于正常人。有趣的是，2019 年 1 月，北京大学发表的一项研究表明，精神分裂症患者血清中的钼浓度比正常人显著降低。此外，曾出现过儿童期缺乏钼导致神经系统损害、精神发育迟缓的病例报告。

（杨伟锐）

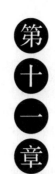

第十一章

维生素与心理健康

维生素是维持人体生命活动必需的一类有机物质，在体内的含量很少，但不可或缺，也是保持人体健康的重要活性物质。各种维生素的化学结构以及性质虽然不同，但它们有着以下共同点：维生素均以维生素原的形式存在于食物中；维生素不是构成机体组织和细胞的组成成分，也不会产生能量，它的作用主要是参与机体代谢的调节；大多数的维生素，机体不能合成或合成量不足，不能满足机体的需要，必须经常通过食物获得；人体对维生素的需要量很小，日需要量常以毫克或微克计算，一旦缺乏就会引发相应的维生素缺乏症，对人体健康造成损害。

维生素是人和动物营养、生长所必需的某些少量有机化合物，对机体的新陈代谢、生长、发育、健康有极其重要的作用。如果长期缺乏某种维生素，就会引起生理机能障碍而发生某种疾病。维生素一般从食物中获得，现阶段发现的有几十种，如维生素 A、维生素 B、维生素 C 等。维生素是人体代谢中必不可少的有机化合物。

许多维生素是生物细胞中辅基或辅酶的组成部分，酶要产生活性，必须有辅酶参加。因此，维生素是维持和调节机体正常代谢的重要物质。

一、维生素 A

维生素 A（vitamin A）是不饱和烃类化合物的总称，包括视黄醇、视黄醛（ratinal）、视黄酸及脂类，是儿童生长发育过程中不可或缺的重要微量营养素。维生素 A 在维持机体正常视觉功能、繁殖功能、免疫功能、上皮细胞分化、红细胞生成，保持儿童正常的生长发育、铁代谢、免疫调节等方面起着重要的作用，尤其是对维持机体的免疫功能十分重要，其缺乏不仅影响体液免疫、细胞免疫，也与抗感染免疫、抗肿瘤免疫有密切的关系。越来越多的学者认识到维生素 A 在维持人类正常生命活动、预防及治疗某些疾病中有不可或缺的作用。维生素 A 缺乏症（vitamin A deficiency，VAD）被世界卫生组织认定为世界四大营养素缺乏症之一，也是增加儿童严重感染性疾病发病率和死亡风险的主要原因之一。缺乏维生素 A 严重者可出现暗适应能力降低，眼结膜及角膜干燥和夜盲症等，学龄前儿童和孕妇是易感人群。

维生素 A_1 多于于哺乳动物及咸水鱼的肝脏中，维生素 A_2 常存于淡水鱼的肝脏中。由于维生素 A_2 的活性比较低，所以通常所说的维生素 A 是指维生素 A_1。植物来源的 β-胡萝卜素及其他胡萝卜素可在人体内合成维生素 A，β-胡萝卜素的转换效率最高。在体内，在 β-胡萝卜素-15，15′-双氧酶（双加氧酶）催化下，可将 β-胡萝卜素转变为两分子的视黄醛，视黄醛在视黄醛还原酶的作用下还原为视黄醇。

维生素 A 是人体重要的微量营养素，有研究表明，维生素 A 参与了人体生长发育的各个阶段（包括胚胎期），除了维持上皮组织细胞的完整性、协助血红蛋白生成、缩短暗适应恢复时间等，还对免疫功能有重要影响。

维生素 A 对中枢神经系统（CNS）的重要性在于其是眼睛功能所必需的。缺乏维生素 A 导致视力下降和丧失，因为这种维生素在视网膜功能和视觉转导中起着重要作用。视网膜的视杆和视锥细胞通过视蛋白家族的蛋白质表达来响应光。每种视蛋白都与一种称为视黄醛的维生素 A 结合，后者经历光诱导的形状变化（光致异构化），最终导致信号被发送到大脑以允许视觉感知。维生素 A 缺乏症的最早迹象是干眼症，可以从夜盲开始，反映出视网膜光检测能力的下降。随着维生素 A 的恢复，夜盲是可逆的。维生素 A 缺乏导致的干眼症后期可能包括角膜溃疡，最后角膜融化，导致不可逆转的失明。维生素 A 也是胎儿眼睛发育所必需的，维生素 A 缺乏会导致这种结构的严重畸形。

维生素 A 缺乏导致人类失明和免疫缺陷导致易感染。动物模型研究的新证据表明，维生素 A 对于大脑的许多关键功能至关重要，这些可能会受到相对温和的维生素 A 缺乏症的影响，或者与遗传易感性相结合时可能会出现问题。维生素 A 缺乏症，如无法有效利用胡萝卜素的个体，在婴儿期给予维生素 A 可以降低死亡率。

维生素 A 和维 A 酸在控制细胞增殖和分化中的作用在以前只认为这种维生素在大脑中的功能很少，因为神经元是非增殖性的。然而，维生素 A 对神经可塑性至关重要，神经可塑性是一组允许神经元改变与其他细胞的连接以及通过它们的信号强度的机制。海马是大脑的一个区域，其中，神经可塑性对功能至关重要，并且是关于维生素 A 和维 A 酸作用的最佳研究区域之一，它是边缘系统的一部分，对长期记忆至关重要，包括可与这些记忆联系起来的情绪反应。海马在空间记忆中的作用对于绘制我们周围的世界和导航是至关重要的。当维生素 A 耗尽时，海马中的 LTP 显著减少，这可以通过向海马体中添加视黄酸来恢复，这表明维生素 A 是视黄酸的来源，并且直接作用于海马体。

海马中维 A 酸的另一个有趣作用是它在基因表达的每日（昼夜节律）节律中的作用。所有组织中（尤其是海马中）都会出现这样的昼/夜振荡，这对于长期记忆的持续存在非常重要。类视黄醇信号传导途径显示海马中每日表达的振荡。海马中这些日常维 A 酸节律的下游可能是编码脑源性神经营养因子（Bdnf）的基因，这是一种支持神经元存活并促进神经元生长和突触发生的生长因子，这些因子可以防止大脑中氧化分子的破坏作用。

2016 年，比塔拉芬（Bitarafan）等人的一项安慰剂 – 双盲对照临床试验发现，使用维生素 A 补充剂能改善多发性硬化患者疲劳量表和贝克抑郁量表 II 的评分。他们发现维生素 A 补充剂有助于干扰素治疗过程，因维生素 A 通过调节炎症状况改善多发性硬化患者的疲劳和抑郁症状。

二、维生素 D

维生素 D（vitamin D）是一种脂溶性物质，也是存在于人体的一种类固醇类激素。维生素 D 有维生素 D_2 和维生素 D_3 两种形式，维生素 D_2 主要来源于植物和真菌。维生素 D_3 主要存在于深海鱼的脂肪中。维生素 D 经紫外照射后会产生不同的衍生物。正常人群户外运动时通过阳光照射自身即可产生维生素 D。然而，对于常居室内的人群，接触阳光时间有限，这些人群维生素 D 的来源只能通过食物摄取。

人体内维生素 D 的来源有两种途径：一是外源性途径，通过食用鱼类、蛋类、奶制品及动物内脏后，经过肠道消化后形成维生素 D；二是内源性途径，皮肤中胆固醇衍生物（7 – 脱氢胆固醇）经紫外线照射后产生维生素 D 前体，然后转化成维生素

D_3。由于日常食物维生素 D 含量不足，所以许多国家强化食用某些富含维生素 D 的食品（如牛奶、乳制品和婴儿食品等）来预防佝偻病。

对于晒太阳，澳洲有个研究建议，在未涂抹防晒品的情况下，于上午 10 点到下午 3 点日照较强的时段，每周 3～4 次将脸部、手臂及手掌日晒 10～15 分钟，即可获得足够的维生素 D。

近年来，人们研究发现维生素 D 水平跟牙周疾病、皮肤相关疾病、高血压及 Ⅱ 型糖尿病、血脂紊乱、代谢综合征、过敏性疾病及哮喘、心血管疾病、结核病、慢性肾脏病、各种癌症、感染甚至死亡率密切相关。

维生素 D 在神经发育（神经分化、轴突连接等）中扮演着关键的角色，人们也将维生素 D 缺乏与多种神经性精神障碍联系在一起，包括自闭症、精神分裂症、抑郁症及阿尔茨海默病。

维生素 D 缺乏症与精神分裂症发病率增加有关，维生素 D 水平已被发现与精神分裂症的年轻成年人的阴性症状严重程度和认知能力下降相关。据报道，成人精神障碍患者的维生素 D 水平较低，其中 31% 的患者水平低于 20 纳克/毫升，6% 的患者水平低于 10 纳克/毫升。

两项基于人群的研究显示，维生素 D 与抑郁症有关。另外两项研究表明，抑郁症患者的维生素 D 水平明显低于非抑郁症患者。维生素 D 水平代表了成人抑郁症的潜在生物脆弱性。一项研究报告称，与精神分裂症患者相比，情绪障碍与较低水平的维生素 D 相关。一项研究显示，抑郁症在慢性肾疾病患者中非常普遍，其中维生素 D 缺乏是抑郁症的重要独立预测因子。

新生儿维生素 D 缺乏与晚年精神分裂症患病风险增加有关，该发现可能对精神分裂症的一级预防有重要的公共卫生影响。维生素 D 缺乏在一般人群中与抑郁症广泛相关，并且已发现补充维生素 D 的抑郁症受试者可改善抑郁症状。目前的研究结果表明，维生素 D 缺乏常常与精神分裂症患者的焦虑症状和抑郁症状相关。

三、维生素 E

维生素 E 天然存在于某些食物如大豆油、葵花籽油、玉米油中，同时也被人为添加到其他物质中或被作为膳食补充剂使用。早在 20 世纪 20 年代，维生素 E 就已经被人们发现，埃文斯（Evans）及其同事在进行生殖研究的过程中发现，酸败的猪油可以引起大鼠不孕，从而发现了一种脂溶性膳食因子，其对大白鼠的正常繁育必不可少。1924 年，科学家们将这种因子命名为维生素 E。在之后进行的动物实验中科学家们发现，小白鼠如果缺乏维生素 E，则会出现心、肝和肌肉退化以及不生育的现象。大白鼠如果缺乏维生素 E，则会出现雄性永久不育以及雌性不能怀足月胎仔的现象，同时还会出现肝退化、心肌异常等症状。猴子缺乏维生素 E 就会出现贫血、不生育、心肌异常的症状。

1935 年，加州大学伯克利分校的爱默生（Emerson）教授分离出维生素 E。1938 年，威登堡（Widenbaue）首次将维生素 E 用作治疗剂。他用小麦胚芽油对 17 个出现生长不足症状的早产婴儿进行治疗，结果其中 11 个婴儿恢复到正常的生长速度。

20 世纪 80 年代，医学专家们发现，人类如果缺乏维生素 E，则会引发代谢性疾病和遗传性疾病。随着研究的深入，医学专家又认识到维生素 E 在防治心脑血管疾病、肿瘤、糖尿病及其并发症、中枢神经系统疾病、运动系统疾病、皮肤疾病等方面具有广泛的作用。

一项关于维生素 E 与抑郁症患者的研究表明，通过采用高效液相色谱法测定 26 名健康志愿者和 42 名抑郁症患者血清维生素 E 浓度及测量外周血白细胞的数量，结果显示，患有严重抑郁症的患者血清维生素 E 浓度显著低于健康对照组。血清维生素 E 与总白细胞和中性粒细胞数之间存在显著负相关，严重抑郁伴随着血清维生素 E 浓度显著降低，表明抗脂质过氧化反应的抗氧化能力降低。

抗精神病药广泛用于治疗慢性精神障碍患者。然而，它的使用与不良反应相关，包括运动障碍（如迟发性运动障碍），维生素 E 已被提议作为预防或减少的治疗药物。

也有文献报道，对于已经发生的运动障碍，维生素 E 和安慰剂之间没有明显差异。然而，与维生素 E 相比，服用安慰剂的患者可能表现出更多的症状恶化。目前虽然没有关于维生素 E 对运动障碍早期发作的影响的试验信息，但一些数量有限的小临床试验表明，维生素 E 可以防止运动障碍恶化。目前，这个研究不足的领域指出了新的和更好的试验，并且在运动障碍的许多辅助治疗中，维生素 E 将是进一步评估的良好选择。

四、叶酸 （维生素 B$_9$）

叶酸是 B 族维生素的一种。叶酸富含于新鲜的水果、蔬菜、肉类食品中。食物中的叶酸若经长时间烹煮，可损失 50% ～ 90% 。叶酸主要在十二指肠及近端空肠部位吸收。

叶酸在 DNA 以及 RNA 的合成中扮演了重要角色，在基因的转录、细胞分裂中发挥了重要作用，参与氨基酸的合成，与机体的生殖、发育等生物过程密切相关。机体叶酸水平的高低与健康密切相关。已有研究证实，蛋氨酸代谢异常是孤独症发病的关键环节之一，而蛋氨酸的代谢受叶酸水平影响。此外，肿瘤学研究表明，摄入较高水平叶酸的女性，其卵巢癌的发病率要低于其他人群。随着研究的深入，越来越多的疾病被证实与叶酸缺乏相关，部分心脑血管疾病及帕金森等的发病率也与机体叶酸水平有密切关系。

流行病学调查研究发现，叶酸缺乏会增加胎盘早剥的风险。胎盘早剥的危险因素中，高同型半胱氨酸血症是较为常见的一类，而高同型半胱氨酸血症与叶酸缺乏有必然联系。近年来，有学者对妊娠期女性展开相关调查发现，予以足量叶酸，使得机体的叶酸水平处于一个合适的范围，可有效降低妊娠相关并发症的发病率。但研究者同样表示，如果仅仅单纯依靠补充叶酸，而不采取其他措施的话，那么在预防胎盘早剥方面并无显著效果。

虽然有研究证明，妊娠期高血压的发病机制复杂，免疫功能、血流动力学异常、内皮损伤等均有可能导致发病，但是妊娠期女性缺乏叶酸，将直接影响机体同型半胱氨酸的代谢，导致高同型半胱氨酸血症，进而导致子痫等妊娠期高血压疾病的发生。

巨幼红细胞性贫血以增殖性细胞巨幼样变为特征，是常见的血液系统疾病，其发病与叶酸缺乏有直接关系。机体在叶酸相对不足（如妊娠）、对叶酸需求增加或绝对不足（如饮食中摄入叶酸过少）时，容易导致红细胞分化障碍，造成巨幼红细胞性贫血。较常人而言，妊娠期女性对叶酸的需求量约为非孕妇的 3～10 倍。长期叶酸不足会对胎儿生长造成一定影响，造成发育缓慢、早产等严重后果，症状严重者会导致胎儿死亡。

已有研究显示，叶酸的缺乏跟抑郁症的发生风险、抑郁症状持续时间和抑郁症状的复发风险相关。叶酸代谢研究为叶酸缺乏与抑郁症的关系提供了线索。在体内，叶酸最终代谢成 S－腺苷甲硫氨酸（SAMe）。SAMe 和叶酸在多巴胺、去甲肾上腺素和血清素 e 神经递质的产生中是重要的，因为它们影响四氢生物蝶呤的生成速率，而四氢生物蝶呤是一种抗氧化剂，是这些神经递质合成中的辅助因子。因此，叶酸缺乏，会导致多巴胺、去甲肾上腺素和血清素水平降低，从而为抑郁症的发生提供神经化学基础。

基于之前描述的研究，研究人员研究了叶酸水平对抑郁症治疗反应的影响。研究表明，较低的叶酸水平与抗抑郁药物和电惊厥治疗的疗效降低有关。随后的研究发现，与单独使用抗抑郁药治疗相比，辅助叶酸补充剂可显著减轻抑郁症，改善一般治疗效果，缩短患者住院时间。也有其他学者发现，单独用叶酸或 SAMe 治疗抑郁症可减轻抑郁症状，类似于传统的药物治疗。一项荟萃分析结果发现，单独用 SAMe 治疗抑郁症会产生与三环类抗抑郁药相当的疗效。

2018 年，特林卡多（Trincado）等人的一项荟萃分析却显示，增加使用叶酸治疗重度抑郁症，可能只是轻微减轻抑郁症状或没有差异。2018 年，佐久间健治（Kenji Sakuma）等人通过纳入 7 项 RCT 研究进行的一项荟萃分析结果显示，合用叶酸组对精神分裂症的阴性症状有益。

2016 年的一项荟萃分析报告，精神分裂症患者的血清或血浆叶酸浓度显著低于健康人。高夫（Goff）等报道，精神分裂症患者的血清叶酸浓度也明显低于无缺陷患者。该研究还报道了血清叶酸浓度与阴性症状评估量表总分的改善呈负相关。

此外，一些研究报告了精神分裂症与编码叶酸和同型半胱氨酸代谢的关键调节酶的基因中的多态性之间的关联。日本遗传关联研究的荟萃分析报道了亚甲基四氢叶酸还原酶基因（MTHFR）中 C677T 多态性与精神分裂症之间存在显著相关性。MTH-FR 中的 C677T 多态性与精神分裂症患者的阴性症状和执行功能缺陷的严重程度相关。

五、维生素 B_{12}

维生素 B_{12}（vitamin B_{12}），又叫钴胺素，是一种人体所必需的水溶性微量元素，也是唯一含金属元素的维生素。自然界中的维生素 B_{12} 都由微生物合成，高等动植物不能制造维生素 B_{12}。维生素 B_{12} 是唯一一种需要肠道分泌物（内源因子）帮助才能被吸收的维生素。

维生素 B_{12} 转化为甲基维生素 B_{12} 和腺苷维生素 B_{12} 作为酶的辅因子参与生物代谢，其缺乏会影响神经递质和蛋白质的合成，影响同型半胱氨酸（homocysteine）代谢，影响四氢叶酸再生，以及引起血液中甲基丙二酸（methylmalonic acid，MMA）升高。临床中，维生素 B_{12} 缺乏会引起衰弱症、认知下降等神经系统疾病及恶性贫血，如不及时治疗，神经系统将会受到不可逆的损伤。孕妇维生素 B_{12} 缺乏将直接影响胎儿，造成神经管畸形、早产、胎儿宫内发育迟缓等。同时，维生素 B_{12} 过量也可能会引起哮喘、荨麻疹等过敏反应，还可导致叶酸缺乏等副作用。

维生素 B_{12} 和叶酸缺乏是单碳代谢途径中血浆同型半胱氨酸水平升高的原因。以前的研究表明高同型半胱氨酸水平与精神分裂症有关，表明维生素 B_{12} 缺乏可能与精神分裂症有关。

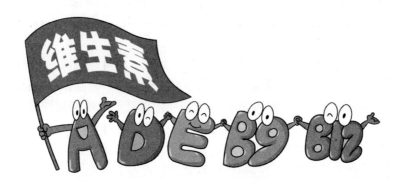

（张桂灿）

◉ 后 记

经过一年多的努力，本书终于定稿成书，其中的艰辛迄今仍深有感触！

2016 年，中山大学附属第三医院精神心理科准备为中山大学的本科生开设通识课程"心理健康"。开课前，博士研究生导师关念红教授组织科室的专家经过多方论证，决定根据当代大学生的身心特点，从饮食、睡眠、运动等日常生活的各个方面，结合心理卫生的基本知识来设计课程，并组织授课老师精心备课。"心理健康"课开设以后，不但为学生普及了心理健康的基本知识，也纠正了学生中存在的一些错误观念，得到了学生的一致好评。

为使学生更好地将相关知识融会贯通、学以致用，一本与授课内容相配套的教材是极其需要的。为此，关念红教授克服了科室繁忙的临床、教学及科研工作中存在的巨大困难，组织科室的专家积极筹备本书的编写，拟打造一本实用性强、涉猎面广、内容新颖、浅显易懂的科普教材。本书不仅可供大学生学习使用，也可为民众普及心理健康的相关知识，真正做到老少咸宜。

张晋碚教授利用其多年宝贵的临床、教学经验，为本书的编写提供了很多宝贵意见。书稿编写完成以后，张晋碚教授反复仔细审阅，从内容、文字甚至标点符号的使用等方面层层把关，并指导编者多次修改。

张晋碚教授和关念红教授认真负责的态度让所有编者都深受感动！

虽然如此，本书仍难免有错漏之处，我们诚挚地希望本专业的专家以及读者为本书提出宝贵意见，促进本书的进一步完善。

编者

2019 年 11 月